IMAGES DE LA VULNERABILITE

USAGES POUR LA FORMATION ET LA RECHERCHE

Collection « Santé, éthique, formation »
dirigée par Long Pham Quang

Cette collection s'adresse à des chercheurs, des professionnels et des étudiants intéressés par des analyses et des mises en perspective d'activités et de pratiques questionnantes, relevant du champ de la santé ou du soin de la personne humaine. Une analyse doublement articulée est engagée autour des concepts de liberté et de responsabilité fondant une nécessaire démarche éthique dans une visée compréhensive et pratique.

Autres titres parus dans la collection

Anne-Marie Dozoul et Long Pham Quang, *Pour un hôpital du vivant. Altérité, enjeux formatifs*, 2018.

Long Pham Quang, *Éthique des pratiques psychomotrices. Éléments d'une philosophie du corps*, 2019.

Long Pham Quang (dir), *Soigner les morts. Le sens d'un métier*, 2020.

Chantal Dutems et Long Pham Quang (dir.), *L'esprit du soin psychomoteur, De l'usage de la présence et des identités*, 2021.

Mireille Cifali, Long Pham Quang et Christophe Roiné (dir.), *Éthique de l'intériorité dans les pratiques contemporaines de formation et de recherche*, 2022.

Philippe Bail, *Fidèle comme une ombre. Journal d'un médecin malade*, 2023.

Ouvrage dirigé par
Vanessa Rémery et Long Pham Quang

IMAGES DE LA VULNERABILITE

USAGES POUR LA FORMATION ET LA RECHERCHE

L'Harmattan

5-7, rue de l'École-Polytechnique – 75005 Paris
www.editions-harmattan.fr
ISBN : 978-2-336-49624-5
EAN : 9782336496245

SOMMAIRE

CHAPITRE INTRODUCTIF, *LA VULNERABILITE PAR L'IMAGE ENTRE PRODUCTION ET INSTRUMENTATION POUR LA FORMATION ET LE DEVELOPPEMENT*, Vanessa Rémery[1], Long Pham Quang[2]

L'ouvrage a pour objectif général d'analyser les rapports pouvant s'établir entre la « vulnérabilité » et les « images » susceptibles d'en rendre compte et d'exprimer « l'expérience » qu'en font les personnes concernées. L'analyse part d'individus et de collectifs aux prises avec des situations dites de vulnérabilité. Elle propose de mettre la focale sur l'usage qui est fait des images de la vulnérabilité dans des dispositifs d'intervention originaux issus de la recherche, en explorant les intentions développementales sous-jacentes, les actions entreprises, les difficultés rencontrées et les résultats obtenus. Le champ investi par l'ouvrage est celui des pratiques d'intervention à visée formative et développementale, impliquant les personnes concernées (Jaeger, 2017).

Plus particulièrement, l'objectif de l'ouvrage participe d'une meilleure compréhension de la problématique de la vulnérabilité à partir de ses images et de leurs usages dans l'espace des pratiques d'intervention et de formation associées à une démarche de recherche. Les images de la vulnérabilité, marquées par une grande diversité liée aux situations étudiées, tiennent à la polysémie constatée de la notion même de vulnérabilité (Thomas, 2008). Seront ainsi pris en compte les contextes singuliers dans lesquels la notion s'inscrit, se déploie, ainsi que les présupposés épistémologiques, théoriques, méthodologiques, éthiques, voire artistiques et esthétiques, dont la notion fait l'objet.

À partir de champs empiriques variés susceptibles de rendre compte de plusieurs aspects significatifs des rapports s'établissant entre la vulnérabilité et ses images, la ligne éditoriale de l'ouvrage se construit dans l'étroite articulation entre l'expérience (le vécu et sa mise en discours), la formation au sens large (les pratiques, les dispositifs, les acteurs/rices), et la recherche

[1] Département d'éducation et de formation spécialisées, Université du Québec à Montréal, Québec.
[2] Laboratoire interdisciplinaire du politique Hannah Arendt, Université Gustave Eiffel, Paris-Est-Sup, France.

(identifier, caractériser, analyser, proposer, expérimenter, déplacer, transformer, etc.).

1. Démarche de l'ouvrage et notions clés

Ces vingt dernières années ont vu la montée en puissance de la problématique de la vulnérabilité comme modalité de caractérisation des enjeux sociaux (Martuccelli, 2014 ; Soulet, 2014a). Les situations de vulnérabilité sont fréquemment rapportées par les discours médiatiques qui en dénoncent, principalement et légitimement, les effets destructeurs sur les personnes. C'est aussi une catégorie politique (Soulet, 2005a), dont les problématiques soulevées relèvent de sujets d'actualité, sensibles et complexes (Thin, 2013). La catégorie de vulnérabilité, dont le succès est lié à la constitution d'un champ sémantique nouveau (Soulet, 2005b), a pénétré une multitude d'espaces discursifs (politique, médiatique, médical, associatif, scientifique, psychologique, environnemental, juridique, économique, statistique, etc.), si bien que l'extension de ses usages et acceptions, parfois approximatifs, ont rendu sa saisie complexe.

Dans le champ scientifique, la vulnérabilité peut potentiellement désigner, selon les cadres disciplinaires mobilisés, des processus de fragilisation ; une zone de bascule entre intégration et exclusion, santé et maladie, travail et chômage ; un milieu à risque ; un état fragile (maladie, handicap, pauvreté, chômage, rue) ou une période de la vie (enfance, adolescence, vieillesse) ; des groupes dont l'autonomie et la dignité sont mises à l'épreuve (personnes homosexuelles, toxicomanes, séropositives, immigrantes, femmes victimes de violence, SDF, etc.) (Clément & Bolduc, 2004).

Ouvrir un espace de réflexion autour de cette notion surinvestie pourrait relever d'une gageure. En effet, comme le souligne Soulet (2014c), « le véritable danger de la vulnérabilité est précisément de rendre tous les objets de recherche "vulnérabilisables", c'est-à-dire de subsumer sous un même vocable des situations, des populations, des conditions qui n'auraient pour seul dénominateur commun un état de fragilité déjà connu, ou en voie de l'être ». Mais c'est aussi parce que cette notion est mobilisée autant par les milieux scientifiques que politiques qu'il nous apparaît intéressant d'en proposer une analyse depuis le prisme des pratiques et des dispositifs de mise en capacités que les chercheurs/euses déploient avec des personnes dites vulnérabilisées.

Trois axes de réflexion, distincts mais complémentaires, seront plus spécifiquement explorés au travers des contributions proposées :

- La production et l'instrumentation des images de la vulnérabilité pour la recherche dans une visée formative et développementale ;
- Les modalités de mises en capacités des personnes vulnérabilisées à partir des images ;
- Le dépassement d'une conception déficitaire de la vulnérabilité.

2. La production et l'instrumentation des images de la vulnérabilité pour la recherche dans une visée formative et développementale

La démarche entreprise s'inscrit dans une perspective originale : l'intelligibilité de la vulnérabilité à partir de recherches impliquant, sous diverses modalités, les personnes confrontées à des situations de vulnérabilité et recourant à l'image.

Qu'elles proviennent de photos, de séquences vidéo, de films, etc., l'image de la vulnérabilité crée instantanément une proximité immédiate, non seulement entre celui/celle qui est devant et derrière l'objectif de la caméra ou de l'appareil photo, mais également avec celui/celle qui, *a posteriori*, la regarde, par le jeu notamment d'une identification des corps. Dans ce « partage du sensible », selon la formule de Rancière (2000), se trouvent ainsi indissociablement restitués les jeux conjoints de la verbalité, de la corporéité, de la vocalité, mais aussi, selon le contexte, les jeux des distances relationnelles.

Que disent les images de la vulnérabilité et que suscitent-elles ? Qu'est-ce qu'une personne en situation de vulnérabilité nous donne-t-elle à voir ? Que peut-on en montrer ? Et que voit-on quand on regarde ces images ? Les images de la vulnérabilité désemparent, suscitent parfois des expériences de malaises, de dilemmes, de conflits, et de ce fait, bousculent les normes morales en cours. « Il existe des regards qui se focalisent ou à l'inverse des regards d'évitement souvent accompagnés de silences embarrassés. Il existe des regards tutélaires de domination, d'autosuffisance, de mépris. Il existe aussi des regards de compassion. Ces différents regards provoquent de l'humiliation et de la souffrance. Mais c'est aussi à partir du regard, qui est toujours regard du visage (lequel peut aussi être touché) que nous sommes en mesure de percevoir notre commune humanité, qui ne peut être appréhendée qu'au pluriel en faisant sans cesse varier la perspective » (Laplantine, 2007, p. 77).

Aux images déliantes et réductrices de la vulnérabilité sous-tendues par des attitudes de surplomb, de domination, d'objectivation, de mépris qui nient l'autre comme sujet et le maintiennent à distance, s'opposent des images inclusives favorisant la reliance, où les personnes en situation de vulnérabilité sont invitées à participer, collaborer, s'impliquer comme sujets à part entière à des « œuvres » qui les concernent récusant les clichés imposés et les identités assignées (Gardou & Boukala, 2007). « La singularité d'une personne fragilisée exige des choix multiples, des alternatives, des langages créatifs et intersubjectifs » (*Ibid.*, p. 126) qui posent la question des présupposés techniques, éthiques, voire esthétiques et artistiques à partir desquels les images se construisent, mais également des intentions qui guident les chercheurs/euses et les modalités par lesquelles celles-ci sont instrumentées dans une visée formative ou développementale.

Les images de la vulnérabilité peuvent offrir un moyen de se distancier permettant de déjouer les pièges de la confrontation directe aux situations vécues, sans perdre pour autant l'imprégnation sensible que véhiculent ces supports à travers les mises en scènes artistiques, témoignages, explicitations. « Elles nous amènent à habiter des mondes étrangers à nous-mêmes, épreuve qui provoque à être et à agir autrement » (Gardou & Boukala, 2007, p. 127). Il s'agit autant pour celui/celle qui produit les images que pour celui/celle qui les regarde, d'une démarche anthropologique de perception de l'autre, impliquant des compétences éthiques (Génard, 2014) sous-tendue par un processus de mutation du regard et de l'écoute (Laplantine, 2007). Ces supports, tout à la fois faits de distanciation et de vécu, apportent la possibilité de (ré)interpréter des situations de vulnérabilité, à condition qu'ils permettent un accès respectueux à l'expérience des personnes concernées, par une éthique de participation et un point de vue adopté sur l'activité, qui prennent en compte les significations données par les personnes elles-mêmes aux situations vécues (Zask, 2011).

En tant que vecteur d'expérience pour les acteurs/rices, ces supports peuvent présenter un fort potentiel d'apprentissage (Dewey, 2010). « Quand les exclus accèdent à l'image, non plus comme objets, mais comme sujets de leur propre visibilité, le regardeur que nous sommes sait bien qu'il marche sur ce pont, sur cette corde raide » (Li-Kerlan, 2007, p. 40). Ils permettent de s'approprier par des processus de résonance de nature mimétique, figurative, métaphorique ou narrative, des formes de « savoirs expérientiels » (Gardien, 2018) vécues par d'autres en favorisant l'articulation de dimensions individuelle et collective relevant d'une culture partagée par des personnes confrontées à des situations semblables.

L'ouvrage s'intéresse ainsi à la production et à l'instrumentation des images de la vulnérabilité pour la recherche dans une visée formative et développementale. Dès lors, il s'agit d'étudier comment ces images montrant et rendant compte de l'expérience d'acteurs/rices confronté-es à des situations de vulnérabilité peuvent devenir non seulement des moyens de compréhension de la vulnérabilité mais aussi des moyens d'agir sur/avec/contre/pour elle.

L'utilisation en recherche de ces images à des fins d'apprentissage-développement soulève des questions relatives à la démarche de conception des dispositifs à visée formative ou développementale imaginés. Les contributions s'attacheront à décrire les éléments d'une telle démarche par l'intervenant-e/chercheur/euse (Durand & *al.*, 2020) : « Quels sont les présupposés et les exigences théoriques, méthodologiques, éthiques de production et d'analyse de situations de vulnérabilité à partir de l'image ? Quels sont les effets développementaux recherchés du recours à ces images en cohérence avec les hypothèses qui fondent la démarche formative ? Quels sont les principes d'observation et les modalités de captation des images ? Comment s'opère le choix des contenus, des principes de montage et de narration, etc. ? »

3. Les modalités de mises en capacités des personnes vulnérabilisées à partir d'images

L'ouvrage se propose de travailler la notion de vulnérabilité en la caractérisant à partir de dispositifs investissant l'expérience des personnes vulnérabilisées par l'image d'une part ; en identifiant les conditions de constitution de la vulnérabilité comme ressource individuelle et collective d'autre part. Les contributions, tout particulièrement, s'intéresseront aux moyens d'extension/restauration du pouvoir d'agir (Ricœur, 1990 ; Clot, Prot & Werthe, 2001) et de (re)mise en capacités des personnes concernées (Payet & *al.*, 2008) à partir des images de la vulnérabilité produites et instrumentées.

La visée que nous souhaitons explorer est moins du côté du soin que du développement, c'est-à-dire de l'« appropriation créatrice » des situations offertes aux personnes concernées et des possibilités qu'elles peuvent ouvrir (Clot, 2007 ; Mayen 2012). Elle repose sur un positionnement épistémologique fort qui prend ses distances avec une conception du sujet vulnérable qui fait l'impasse sur le caractère anthropologique de la vulnérabilité en masquant les processus de vulnérabilisation à l'œuvre et en figeant l'identité des personnes ciblées dans des catégories dévalorisantes et stigmatisantes principalement définies par des attributs individuels qui « qualifient par la référence à un manque, un défaut, une perte, une insuffisance » pour l'ériger en « critère distinctif ("vulnérable" ou "résilient") ou « principe explicatif (parce que "vulnérable", on est tombé malade, devenu dépendant, non performant, inemployable…) » (Lhuilier, 2017, p. 2).

Au contraire, nous souhaitons inscrire notre réflexion dans des courants de pensée s'attachant à définir la personne vulnérabilisée à partir d'une conception du sujet doté d'un « pouvoir d'agir » plus ou moins grand, qui peut se retrouver empêché par les circonstances ou par les autres. Ce « pouvoir agir » est l'une des capacités fondamentales constitutives de l'existence de la personne telle que proposée par Ricœur (1995) à côté du « pouvoir dire » (s'affirmer comme sujet capable de prendre la parole), du « pouvoir se raconter » (produire un récit intelligible de soi au-delà des identités assignées) et du « pouvoir de se saisir soi-même comme sujet d'imputation » (se reconnaître comme auteur de ses actes). Ce postulat du « sujet capable » (Ricœur, 1990, 1995 ; Rabardel & Pastré, 2005) permet d'appréhender la personne vulnérabilisée en devenir en s'intéressant notamment aux conditions de l'activité étayant son développement (Mayen, 1999) pour comprendre comment elle est à même de métamorphoser, grâce à son pouvoir d'ascription, ce qui l'affecte (Clot, 2008 ; Spinoza, 1965).

Envisagée dans les termes de Vygotski (1934/1997), cette question renvoie à la fonction médiatrice des dispositifs imaginés et à leurs capacités à soutenir des développements potentiels pour encourager l'autonomie, la créativité et les possibilités d'agir. Les contributions s'attacheront ainsi à décrire ce qu'il en est de l'activité propre de personnes dont les images donnent à voir et à penser leur vécu de situations de vulnérabilité. Il s'agira de questionner les perspectives développementales de l'activité des personnes à partir des images produites tout autant pour celles dont l'expérience de la vulnérabilité est visibilisée que celles auxquelles est donnée à voir cette expérience. L'ouvrage se veut prendre position pour la mise en œuvre d'une clinique de la vulnérabilité qui puisse s'inscrire dans une perspective critique en reconnaissant aux personnes vulnérabilisées leur capacité d'action par et dans les images (Honneth, 2005). Il s'agit en outre de questionner les visées transformatrices et transfiguratrices des images pour comprendre comment elles deviennent un lieu de travail politique susceptible de faire bouger les choses (Lhuilier, 2009).

> Quelle expérience de la vulnérabilité est-il donné à voir ? Comment le dispositif imaginé et les images de la vulnérabilité mises au travail permettent-ils pour les personnes concernées de gagner des marges de liberté d'action, d'initier un processus de dégagement pour inventer de nouvelles manières de faire et de penser ? En quoi la situation et les médiations qu'elle contient par les images peuvent-elles être l'occasion de faire ressource, ouverture, construction, susceptible de faire émerger une modalité de vivre comme engagement ?

4. Le dépassement d'une conception déficitaire de la vulnérabilité

Visant le dépassement d'une conception déficitaire de la vulnérabilité, l'ouvrage s'inscrit dans la perspective tracée par Génard (2009) : l'enjeu d'une démarche d'intelligibilité de la vulnérabilité est de transformer « les grilles interprétatives à partir desquelles se construit la représentation de l'humain » (p. 28), en passant d'une logique « disjonctive » traçant une frontière nette entre les êtres humains par l'accentuation d'une opposition entre liberté et déterminisme, normalité et pathologie, responsabilité et irresponsabilité (toujours l'un *ou* l'autre, capable ou incapable, libre ou déterminé, actif ou passif, normal ou fou), à une logique « *conjonctive* » qui soutient au contraire l'idée d'un continuum anthropologique en considérant les êtres *autant* libres *que* déterminés, dans une position précaire, toujours fragile, toujours vulnérable.

Vulnérabilité, de « *vulnerare* » veut dire « blesser » et dessine un entre-deux instable entre la bonne santé et la maladie : un être vulnérable est une personne qui, du fait d'une constitution fragile, est susceptible d'être blessée. La vulnérabilité, en désignant la potentialité d'être blessé soulève un double problème d'action dont l'ouvrage souhaite explorer les implications à travers les terrains empiriques étudiés. L'un, extrinsèque, relève d'« une action sur l'environnement pour en modifier les propriétés ou pour les aménager aux caractéristiques dudit individu ou dudit groupe ». L'autre, intrinsèque, repose sur « une action sur ou à partir de l'individu pour faire face à la menace, la contenir ou l'annuler, en développant de nouvelles capacités, en modifiant des comportements ou en infléchissant des orientations existentielles » (Soulet, 2014b, p. 7).

Comme le souligne le même auteur (2005) : « La vulnérabilité offre des ressources analytiques réelles pour peu que l'on accepte le dépassement de la réduction ontologique, fréquente quand cette thématique est abordée et que l'on ouvre la réflexion à une approche élargie » (p. 25). Ainsi définie comme « structure d'existence commune à tous les êtres humains » (Garrau, 2018) au profit de « processus de projection et clivage qui favorisent une conception désincarnée et idéalisée de la personne autonome » (Lhuilier, 2017, p. 3), la notion de vulnérabilité nous permet de reconnaître que chacun de nous est à la fois capable d'autonomie et inscrit dans des relations de dépendance le rendant potentiellement vulnérable à un moment de sa vie et/ou dans certaines conditions (Ricœur, 1997).

Cette acception à laquelle l'ouvrage s'adosse renvoie plus généralement à notre condition humaine. La vulnérabilité anthropologique désigne la fragilité constitutive de la vie humaine (Maillard, 2020) ainsi que notre mutuelle interdépendance. Elle met l'accent sur une commune fragilité partagée, profondément relationnelle au sens où elle « est à saisir dans la relation entre un groupe ou un individu ayant des caractéristiques particulières (notamment un déficit de protection pour se garder de la potentialité à être blessé) et un contexte situationnel ou sociétal qui soumet à l'exposition particulière d'une menace » (Soulet, 2014b). Si la vulnérabilité est bien ainsi une caractéristique inhérente à la personne, son actualisation, tout comme son dépassement, dépend le plus souvent des conditions dans lesquelles la personne se trouve, de l'interaction de celle-ci avec les contextes intersubjectif, social, environnemental et politique dans lesquels elle évolue, ainsi que des ressources et du soutien offerts (Maillard, 2020).

L'analyse de la vulnérabilité pose de nombreux défis aux chercheurs/euses dont le premier est probablement celui de se déprendre des catégories normatives et institutionnelles, par lesquelles les personnes vulnérabilisées sont définies, pour construire des outils de compréhension de leur expérience et du dépassement possible des catégorisations dont elles sont l'objet. Comme le rappellent Payet et Giuliani (2010), la recherche sur/avec des acteurs/rices vulnérabilisé-es est confrontée à deux écueils, l'indignation et l'essentialisation. Un discours scientifique peut contribuer à mieux cerner cette notion polysémique en proposant un cadre d'intelligibilité des propriétés communes à la vulnérabilité, par-delà les variations qu'elle peut prendre, ainsi qu'une réflexion sur ses usages dans les différentes sphères où elle se trouve mobilisée. Ceci interroge, au premier chef, le regard (construction de sens autour des images perçues) et la posture d'engagement du/de la chercheur/euse (choix des formes, formats et dispositifs d'implication) auprès des personnes concernées.

Les six contributions constituant l'ouvrage se sont également intéressées à la démarche du/de la chercheur/euse en interrogeant, outre sa dimension éthique, la représentation visuelle de la réalité qu'il/elle observe et définit par une sémantique et une sémiologie de la vulnérabilité :

- Pourquoi, comment et à quel moment la notion de vulnérabilité en vient-elle à être mobilisée ?
- En quoi l'usage de cette notion est-il pertinent pour décrire ce qui, de la vulnérabilité, est montré et mis au travail par l'image ?
- Comment le/la chercheur/euse favorise-t-il/elle par les images qu'il/elle produit et instrumente pour la formation une position de parole et d'action des personnes vulnérabilisées auprès de qui il/elle intervient ?
- Que révèle l'usage des images de la vulnérabilité sur le positionnement éthique du/de la chercheur/euse et son engagement dans les situations étudiées ?
- La recherche sur la vulnérabilité à partir des images peut-elle s'affranchir d'un questionnement politique ?

L'ouvrage ne manquera pas d'intéresser les acteurs, professionnels et étudiants, du monde social, sanitaire, de la formation, artistique, de la recherche, et plus largement, tout lecteur désireux d'interroger le rapport entre l'image et son usage à travers le prisme de la vulnérabilité de l'être humain incarné et historisé.

5. Références citées

Clément, M. et Bolduc, N. (2004). Regards croisés sur la vulnérabilité : le politique, le scientifique et l'identitaire. In F. Saillant, M. Clément et C. Gaucher (eds.), *Identités, vulnérabilités, communautés* (pp. 61-82.). Québec : Nota Bene.

Clot, Y. (2007). Le schème, les invariants et les variations. In M. Merri (ed.), *Activité humaine et conceptualisation* (pp. 179-184). Toulouse : Presses Universitaires du Midi.

Clot, Y. (2008). *Travail et pouvoir d'agir.* Paris : Presses Universitaires de France.

Clot, Y., Prot, B., & Werthe, C. (eds.) (2001). Clinique de l'activité et pouvoir d'agir. *Éducation Permanente, 146.*

Dewey, J. (2010). *L'art comme expérience.* Paris : Gallimard.

Durand, M., Goudeaux, A., Poizat, G. & Sarmiento Jaramillo, J. (2020). Des films pour analyser le travail et documenter des situations de formation. *Images du travail, Travail des images*, 8.

Gardien, E. (2018). Qu'apportent les savoirs expérientiels à la recherche en sciences humaines et sociales ? *Revue Vie Sociale,* 20, 31-44.

Gardou, C. & Boukala, M. (2007). Amers. In P. Sollers & S. Moati, S. (eds.), La vulnérabilité en images. *Reliance*, 25(3), 125-128.

Garrau, M. (2018). *Politiques de la vulnérabilité.* Paris : CNRS.

Génard, J.-L. (2009). Une réflexion sur l'anthropologie de la fragilité, de la vulnérabilité et de la souffrance. In T. Périlleux & J. Cultiaux (eds.), *Destins politiques de la souffrance* (pp. 27-45). Toulouse : Erès.

Génard, J.-L. (2014). Déontologique, motivationnelle, compétencielle et capacitaire : quatre topiques pour saisir l'appréciation de l'agir éthique. In A. Lacroix (ed.), *Quand la philosophie doit s'appliquer* (pp. 213-244). Paris : Hermann.

Honneth, A. (2005). Invisibilité : sur l'épistémologie de la reconnaissance. *Réseaux*, n° 129-130, 39-57.

Jaeger, M. (2017). Les nouvelles formes de participation des personnes accompagnées dans les instances de gouvernance et dans les formations. *Vie sociale*, 19(3), 13-25.

Laplantine, F. (2007). Le sensible : une pensée des autres. In P. Sollers & S. Moati (eds.), La vulnérabilité en images. *Reliance*, 25(3), 76-80.

Lhuilier, D. (2009). Clinique et politique. In T. Périlleux & J. Cultiaux (eds.), *Destins politiques de la souffrance* (pp. 159-173). Toulouse : Erès.

Lhuilier, D. (2017). Quelle reconnaissance des vulnérabilités au travail ? *Perspectives interdisciplinaires sur le travail et la santé* [Online], 19-1.

Li-Kerlan, M. (2007). L'art pour le dire. In P. Sollers & S. Moati, S. (eds.), La vulnérabilité en images. *Reliance*, 25(3), 34-37.

Maillard, N. (2020). À quoi sert la vulnérabilité ? Enjeux éthiques et politiques d'un concept émergent. In D. Doat (ed.), *Accueillir la vulnérabilité : Approches pratiques et questions philosophiques* (pp. 29-66). Toulouse : Erès.

Martuccelli, D. (2014). La vulnérabilité, un nouveau paradigme ? In A. Brodiez-Dolino & *al.* (eds.), *Vulnérabilités sanitaires et sociales. De l'histoire à la sociologie* (pp. 27-39). Rennes : Presses universitaires de Rennes.

Mayen, P. (1999). Des situations potentielles de développement. *Éducation Permanente*, (139), 65-86.

Mayen, P. (2012). L'appropriation des situations. In Clot Y. (ed.), Vygotski maintenant (p. 289-305). Paris, France : La Dispute.

Payet, J.-P., Giuliani, F. & Laforgue, D. (eds.) (2008). *La voix des acteurs faibles. De l'indignité à la reconnaissance*. France : Presses Universitaires de Rennes.

Rabardel, P. & Pastré, P. (2005). *Modèles du sujet pour la conception. Dialectiques activités développement*. Toulouse : Octarès Éditions.

Rancière, J. (2000). *Le partage du sensible. Esthétique et politique*. Paris : La Fabrique.

Ricœur, P. (1990). *Soi-même comme un autre*. Paris : Le seuil.

Ricœur, P. (1995). *Le Juste 1*. Paris : Esprit Éditions

Ricœur, P. (1997). Autonomie et vulnérabilité. In *La philosophie dans la Cité : Hommage à Hélène Ackermans* [en ligne]. Bruxelles : Presses de l'Université Saint-Louis.

Soulet, M.-H. (2005a). La vulnérabilité comme catégorie de l'action publique. *Pensée plurielle*, 10(2), 49-59.

Soulet, M.-H. (2005b). Reconsidérer la vulnérabilité. *Empan*, 4, 60, 24-29.

Soulet, M.-H. (2014a). Les raisons d'un succès. La vulnérabilité comme analyseur des problèmes sociaux contemporains. In A. Brodiez-Dolino & *al.* (eds.), *Vulnérabilités sanitaires et sociales. De l'histoire à la sociologie* (pp. 59-64). Rennes : Presses universitaires de Rennes.

Soulet, M.-H. (2014b). Vulnérabilité et enfance en danger. Quel rapport ? Quels apports ? In ONED, *Vulnérabilités, identification des risques et protection de l'enfance. Nouveaux éclairages et regards croisés* (pp. 128-139). Paris : La Documentation française.

Soulet, M.-H. (2014c). La vulnérabilité, une ressource à manier avec prudence. In L. Burgorgue Larsen (ed.), *La vulnérabilité saisie par les juges en Europe* (pp. 7-27). Paris : Editions Pedone.

Spinoza, B. (1965). *Éthique*. Paris : Flammarion.

Thin, D. (2013). *De l'usage et de l'abandon d'une notion encombrante*. Intervention au colloque « Formes et conditions de sortie de la vulnérabilité sociale en milieux populaires » Lyon, 3-5 juin 2013.

Thomas, H. (2008). Vulnérabilité, fragilité, précarité, résilience, etc. De l'usage et de la traduction de notions-éponge dans les sciences de l'homme et de la vie. *Recueil Alexandries*, n° 13.

Vygotski, L. (1934/1997). *Pensée et Langage*. Paris : La Dispute.

Zask, J. (2011). *Participer. Essai sur les formes démocratiques de la participation*. Lormont : Le Bord de l'eau.

CHAPITRE 2, *L'IMAGE TRANSFORMATRICE, UN RÉCIT DES POSSIBLES, Valérie Pihet*[1]

Prologue

Dans sa définition médicale la plus brute, la maladie de Huntington (MH) est une maladie génétique, héréditaire (il existe 50 % de probabilité d'en hériter si l'un de ses parents en est atteint), rare, neurodégénérative et, pour l'instant, incurable. Depuis 1993, il est possible de passer un test présymptomatique, lorsqu'on est à risque, afin de savoir si l'on porte ou non la mutation génétique responsable de cette maladie. Du fait de sa pénétrance complète, se savoir porteur de cette mutation génétique, c'est apprendre que l'on développera à coup sûr la maladie vraisemblablement au milieu de sa vie. Ses symptômes sont d'ordre moteur (mouvements involontaires de tout le corps), cognitif (difficultés d'organisation de la pensée dont le processus ralentit progressivement) et psycho-comportemental. À cette diversité de symptômes, s'ajoute une très grande variabilité dans leur apparition, leur évolution et leur manifestation, ce qui rend la MH énigmatique pour le malade et pour son entourage, comme pour les soignants.

Dingdingdong[2] est né pour prendre la mesure d'un problème très particulier - comment bien vivre avec une maladie telle que Huntington (MH) ? - qui met pour le moment tous les usagers de la MH (porteurs, malades, proches, médecins, soignants) en très grande difficulté. Nous recherchons les moyens de résister au potentiel existentiellement toxique du test présymptomatique, mais aussi les moyens de « peupler » autrement Huntington, en collectant et en forgeant des propositions constructives sur l'art de vivre corps-à-corps avec cette maladie. En rassemblant des historiens, philosophes, psychologues, neurologues, danseurs, cinéastes, plasticiens, écrivains, nous avons fait le pari de créer des savoirs pertinents, c'est-à-dire efficaces vis-à-vis de la MH avec et pour ses usagers, et, simultanément, de mettre nos pratiques à l'école, ou plus exactement à l'anti-école, de la MH. Le collectif Dingdingdong, parce qu'il répond à une nécessité vitale, s'affranchit complètement des asymétries courantes entre savoirs scientifiques et profanes,

[1] Association DingDingDong.
[2] www.dingdingdong.org.

entre pratiques scientifiques et artistiques. Nous donnons au problème qui a rendu nécessaire notre institut - comment bien vivre avec Huntington - le pouvoir de troubler nos habitudes de pensée et de faire.

1. Une maltraitance formelle

Le problème de la définition médicale « brute » de la MH ne réside pas dans sa véracité, mais dans sa non co-existence avec d'autres versions de la maladie, celles portées par les personnes concernées, malades et proches, qui sont toutes aussi vraies parce qu'ancrées dans leurs expériences. Cette absence de cohabitation est d'autant plus problématique que la médecine n'a pas grand-chose à proposer face à l'annonce d'un tel diagnostic, puisqu'il n'y a aucun traitement curatif. Le profond désarroi dans lequel cette situation plonge soignants et personnes touchées par la MH réside en partie, fil qui sera développé dans ce papier, dans le manque de soin porté à la représentation de cette maladie qui ne propose qu'une vision désespérante.

2. Un récit insoutenable

Depuis le début de notre travail, nous avons interrogé la pertinence de certaines assignations scientifiques et appelé à faire hésiter des définitions qui enferment, terrorisent et surtout déterminent, ne laissant pour autre ligne de fuite qu'un avenir désespérant et pouvant entraîner des conséquences dramatiques sur la prise en charge des malades.

En premier lieu, dans la littérature médicale, la MH est considérée comme une maladie neuro-dégénérative, ce qui suggère que le cours de la maladie consisterait en une déchéance progressive et étroite. Dans nos recherches, nous avons rapidement remarqué que les choses sont bien plus complexes : la MH produit des aller-retours, des zigzags, bref, elle évolue plutôt que de se limiter à une simple dégénérescence. Nous lui préférons le terme « neuro-évolutif », qui apparaît d'ailleurs de plus en plus pour qualifier également un certain nombre d'autres maladies désignées comme neurodégénératives.[1]

Il est également courant de lire et d'entendre que la MH plonge invariablement les personnes malades dans l'angoisse et la dépression, avant de les rendre violentes et démentes, le tout sans qu'elles s'en rendent compte puisqu'elles seraient anosognosiques (littéralement : non conscientes de leurs

---

[1] Voir les travaux de l'Espace éthique, Île-de-France : http://www.espace-ethique.org.

symptômes). Au sujet de la démence, par exemple, la plupart de nos interlocuteurs médecins nous ont confié qu'ils n'avaient en réalité jamais observé de démence en tant que telle, mais que certains troubles cognitifs présentés par leurs patients rendent quasi automatique le recours à une telle assertion nosographique parce que, tels qu'elles sont actuellement conçues, les présentations médicales ne permettent pas d'entrer dans les nuances. Aussi, l'anosognosie, autre exemple, dont souffriraient les patients n'est jamais complète et définitive mais partielle, mouvante, ultra dépendante du contexte et surtout discutable.

Les malades sont très sensibles au regard des passants souvent interloqués voire franchement hostiles face à ce qu'ils perçoivent comme un état d'ébriété, parce que la MH fait tituber et parler d'une manière « empâtée ». C'est par exemple le cas d'Anouck, une femme à un stade relativement avancé de la maladie, qui nous confie qu'elle s'est décidée à utiliser une canne, non pas tant pour l'aider à marcher (les cannes étant plutôt déconseillées compte tenu de la chorée qui touche aussi les membres supérieurs) que pour « prévenir l'œil de l'autre ». Cela en fait-il une patiente anosognosique ? La médecine définit la chorée comme une succession de gestes spontanés, excessifs, abrupts, imprévisibles, dont on n'aurait *a priori* pas conscience et qui seraient dus à un dysfonctionnement cérébral. Or de nombreux patients n'ont certes peut-être pas la sensation qu'ils bougent, mais *se rendent très bien compte*, parce qu'ils observent leur entourage, qu'ils sont choréiques et mettent alors en place toute une série d'ajustements pour gêner le moins possible le monde à l'entour.

Les termes médicaux non seulement réduisent la richesse de l'expérience de la MH, généralisant souvent le pire, mais ne rendent surtout pas compte de l'ignorance dans laquelle nous nous trouvons encore quand il s'agit de notions telles que la conscience, la perception, l'attention, qui renvoient toutes à la question vertigineuse de l'interaction corps/esprit qui occupe les sciences et la philosophie depuis Aristote.

Dingdingdong a commencé à se poser la question de la justesse de ce genre d'assertions qui construisent en réalité un seul et même récit qui ferme d'emblée tous les possibles. Il ne s'agit pas de dire que le savoir médical est faux, mais de ralentir là où la médecine va vite, prise dans sa propre temporalité et dans ses propres contraintes, mais qui du coup comporte le grand risque d'écraser les expériences dans du déjà connu dont on n'aurait plus rien à apprendre. Lorsqu'ils doivent annoncer le diagnostic du test présymptomatique, ils annoncent en réalité une catastrophe à venir, bien qu'on ne puisse finalement ni faire, ni dire grand-chose de plus. Mais que signifie voir ainsi la catastrophe au sujet d'une personne et la lui annoncer ? On pense bien souvent qu'anticiper c'est se situer dans un futur probable, ce qui peut amener à poser des paroles, des énoncés, des gestes dangereux dans leurs effets, comme envisager et transmettre l'idée du pire qui puisse arriver quand on annonce une maladie comme celle de Huntington. L'annonce prend alors une forme de prédiction terrible qui ferme la porte d'emblée à tous les possibles et vous projette dans une énigme effroyable, débordant largement le geste médical qui l'a fait naître.

3. Une image délétère

Ce récit dominant, voire exclusif cohabite avec une prolifération d'images, qu'on peut trouver sur internet, mais également dans des œuvres littéraires et audio-visuelles. Les images qui circulent dans les réseaux sont toutes plus horribles les unes que les autres. Elles montrent pour la plupart des silhouettes qui gesticulent dans tous les sens, souvent dans des couloirs sombres, parfois même derrière des grillages pour accentuer le soi-disant enfermement de ces personnes. Cette vision négative découle probablement en partie de l'histoire de nos représentations et de celle en particulier de manifestations physiques telles que Huntington.

Autrefois nommée « la chorée de Huntington », souvent associée elle-même à « la danse de Saint-Guy » (apparentée à un rituel de possession), cette appellation tend aujourd'hui à disparaître pour la bonne raison que la maladie de Huntington ne peut se résumer au seul symptôme choréique. Cependant, cette tendance contribue à replier la chorée vers l'histoire médicale de la maladie dépeuplant ainsi l'énigme de sa puissance d'interpellation. S'il a été utilisé dans un sens médical dès le XVe siècle pour désigner plusieurs maladies infectieuses du système nerveux entrainant des mouvements anormaux, le mot chorée est pourtant dérivé du grec *khoreia* qui signifie « danse en chœur ». Ce mouvement a sans doute contribué à continuer à associer la chorée, non à la puissance de la danse, mais à un symptôme ou à une forme de démence et donne encore aujourd'hui toute sa toxicité aux images qui circulent sur la MH.

Pourtant, depuis quelques années, plusieurs personnes ont pris au sérieux le terme « chorée » et sa proximité très forte avec celui de « chorégraphie », qui apparaît plus tard, décidant d'explorer l'hypothèse selon laquelle il serait peut-être plus intéressant de laisser la chorée s'exprimer plutôt que de la brider par des médicaments. Deux chorégraphes, Philippe Chéhère et Julie Salgues, ont décidé de créer à la Pitié-Salpêtrière un atelier de danse pour les personnes touchées par la MH visant à explorer les potentialités de son corps et à accompagner le mouvement plutôt qu'à le contenir. Les effets sont saisissants, modifiant pour les uns leurs capacités d'attention et de concentration, permettant pour d'autres pour d'autres de trouver de nouveaux chemins corporels.

Par ailleurs, la chorégraphe Anne Collod, initiée par M. D., a décidé de prêter une attention inédite à ces mouvements habituellement considérés comme purement dérangeants et de faire le pari que chaque personne touchée a son propre pas de danse. Depuis lors, elle travaille à la réalisation d'une série de « portraits chorégraphiques » de personnes malades en situation de vie et d'action dans un environnement spécifique qu'elles ont choisi. Une fois retranscrite en partition, elle apprend et interprète chaque danse spécifique. Il s'agit d'un geste fort, car c'est considérer que la chorée n'est plus tout à fait un symptôme mais bien une caractéristique singulière, qui ajoute à la personne, et non qui soustrait ; c'est explorer la chorée pour en faire proliférer les énigmes qui mettent au travail ; c'est proposer une version plus riche et intéressante de la vie avec MH.

L'approche de la chorée par la danse nous permet d'échapper aux deux seules façons jusque-là de l'appréhender et dont il est très difficile de sortir : la chorée comme symptôme et la chorée comme stigmate. Il ne s'agit pas non plus d'essentialiser la danse et d'y voir uniquement une pratique thérapeutique visant à faire du bien ou esthétique visant à réhabiliter socialement la chorée. En cela, notre attitude est profondément pragmatiste, et suivant la définition de Didier Debaise qui envisage le pragmatisme comme une pensée des puissances, nous accordons une importance particulière au processus de transformation indissociable de l'expérience.

Par ailleurs, depuis que la MH est mieux connue, nous constatons qu'elle sert de plus en plus de ressort dramatique pour la fiction. Pour les fictions littéraires les plus connues, nous pouvons citer les romans de L. Genova,

Inside the O'briens, et H. Frappat, *Lady Hunt*, qui présentent des approches soi-disant humanistes, mais sans questionner les énigmes, pourtant nombreuses, soulevées par la MH. On peut lire dans le livre de Genova que la MH est « la pire maladie que l'homme n'ait jamais connue », dans le livre de Frappat que la MH est une véritable « malédiction ». Des personnages qui se débattent, certes, mais dans quel monde ? Huntington apparait également de plus en plus fréquemment dans des films et des séries. La plus connue est sans doute *Dr. House*, un membre de l'équipe de ce célèbre médecin, Remy Adley, surnommée « numéro treize », va découvrir qu'elle est porteuse du gène et aider son frère à mourir, lui-même étant dans un stade avancé de la maladie. Récemment, une série a même pris la MH comme ressort dramatique principal : *Philharmonia*. Cette série a été présentée sur France 2 en première partie de soirée pendant six semaines.

Tous les efforts consacrés ces dix dernières années par les personnes atteintes et leur entourage, les associations, et le monde médical pour faire de la vie avec cette maladie autre chose qu'une malédiction y sont balayés. Des millions de Français, y inclus celles et ceux qui sont directement atteints par la maladie de Huntington, ont partagé le drame d'Hélène, le personnage principal de *Philharmonia*, et ont entendu sa mère mourante lui dire qu'elle aurait mieux fait de la tuer à sa naissance. Hélène est à risque, c'est-à-dire qu'elle a 50% de possibilité d'avoir hérité de sa mère le gène de cette maladie rare. Mais dans *Philharmonia*, le peu qui est évoqué sur Huntington, souvent par l'intermédiaire de la neurologue - ce qui ajoute d'autant plus de poids à ses propos - est complètement faux. On entend, par exemple, que Huntington commence par des hallucinations et rend fou. Et que les personnes porteuses du gène sont dangereuses pour elles-mêmes et pour autrui. Sont ainsi amalgamées les personnes « porteuses » de la mutation génétique qui ne sont pas encore malades et les malades avancés - des malades dont les difficultés ne font d'ailleurs pas d'eux, de manière générale, un « danger pour eux-mêmes et pour autrui ». Que dire aussi de ce test génétique effectué à l'insu d'Hélène, via un échantillon de sang volé par sa neurologue alors que ce test, qui est passé par une toute petite minorité de personnes, fait toujours l'objet d'un protocole pluridisciplinaire soigneusement pensé depuis plus de 25 ans… La façon dont l'intrigue banalise cette trahison du médecin porte tout autant préjudice à l'alliance fragile que les médecins s'efforcent d'instaurer avec les usagers depuis des années. Au final, ce n'est pas la maladie qui rend dangereux, mais cette série qui présente un danger pour les personnes touchées par la MH. Cette stigmatisation fallacieuse à des fins de divertissement représente une terrible régression vis-à-vis de ce à quoi nous étions arrivés grâce à l'exemple des usagers du sida, qui depuis trente ans, nous ont appris à grandir à coups de : rien sur nous sans nous !

4. La maladie de Huntington au soin de ses usagers

La maladie de Huntington fait partie de ces maladies que l'on stigmatise, dont on a peur, car elle effraye par ses manifestations physiques et psychiques étranges. Mais cette peur n'est-elle pas en réalité une peur par anticipation, qui ne repose pas sur l'expérience, au sens de « faire l'épreuve de », mais sur une représentation que l'on se fait *a priori* de la maladie ? Car de quoi avons-nous réellement peur ? Les représentations se fabriquent souvent de manière très complexe, au cours d'une histoire longue, pour de bonnes et de moins bonnes raisons, et qui parfois s'ancrent de manière trop durable et vivace alors qu'elles devraient être sans cesse renouvelées au gré des nouvelles expériences qui apparaissent. Ainsi, la maladie de Huntington ne cesse d'hériter d'une série de représentations extrêmement négatives, qui vont de la démence (dont la pertinence vis-à-vis de cette maladie commence à peine à être discutée) et de la perte de toutes ses capacités, jusqu'à l'inconscience de ses propres troubles. Ce fardeau de représentations, également tributaire de l'idée plus générale que nous nous faisons du handicap et des maladies mentales, peut diminuer à mesure qu'émergera une connaissance de plus en plus fine sur cette maladie.

Cependant, nous ne trouvions nulle part de savoirs élaborés pour y faire face autrement qu'en la subissant. Les forums de discussion et les multiples associations qui œuvraient dans le champ de la MH relayaient des propos intéressants ici ou là, mais surtout des plaintes lancinantes de proches qui n'en pouvaient plus. Il n'existait aucune culture de la MH si ce n'est celle fondée sur l'espoir que la biomédecine trouverait un jour un traitement ; ceux qui, en attendant, vivaient avec, étaient donc réduits à une histoire sur laquelle ils n'avaient aucune prise. C'est bien l'objectif du collectif Dingdingdong, lequel vise à co-produire du savoir avec ces malades en grande souffrance de représentation, avec ces usagers qui sont les premiers guides, les premiers experts de ce qui leur arrive. L'expérience que nous faisons de la maladie, si nous refusons que la peur s'interpose à tout moment tel un filtre simplificateur, décolle alors puissamment de la représentation que nous en avions, ne serait-ce parce qu'elle implique, autour de la personne touchée, toutes les personnes concernées qui interagissent et co-fabriquent ensemble cette expérience unique et toujours mouvante. C'est pourquoi nous avons pourtant particulièrement besoin de partager ces expériences, et de trouver des modes d'expression pour celles-ci.

Arpenter la complexité de la MH, c'était apprendre à penser autrement cette maladie, et nous engager en même temps à inventer un rapport différent au savoir. Nous avions la conviction qu'existaient des savoirs et des savoir-faire expérientiels qui améliorent le sort de ces personnes. Ces savoirs sont développés spontanément par les malades et leurs proches. Tous ces acteurs « profanes » de la MH développent des stratégies, parfois depuis des générations, pour anticiper et compenser efficacement leurs difficultés. Or, les protocoles médicaux comme les associations semblaient ne pas avoir les moyens de s'appuyer sur ces savoirs pourtant fondamentaux pour le bien-être des concernés, dans le cadre d'une maladie où, en l'absence de traitement curatif, une approche par le « care » fait justement toute la différence.

Le mot « expérience », dans « expérientiel », est un mot-clé qu'à Dingdingdong nous ne souhaitons pas rabattre du côté du vécu, du subjectif, du non universel ni de quelque chose qui relèverait d'un sous-savoir ou d'un savoir secondaire. Le savoir qui découle de l'expérience est un savoir au moins aussi important que les autres[1]. Il souffre peut-être d'être considéré comme intéressé (avec la connotation suspecte que ce mot peut prendre !), impur, parce que souvent complexe, contradictoire, impossible à résumer en quelques formules, parce qu'il est profondément hétérogène, multiple, vacillant[2]. Ce caractère vacillant, insiste Vinciane Despret, si on lui accorde de la place, nous permet d'apprendre à « cultiver l'art de passer d'un monde à l'autre sans basculer ou, pour utiliser une autre image, c'est faire communiquer des manières de penser et de sentir hétérogènes et normalement contradictoires et les inscrire dans de nouvelles relations. C'est apprendre à

---

[1] Voir William James, *Le pragmatisme*, Paris : Flammarion, 2007, et Hermant E. et Solhdju K., « Le pari Dingdingdong. Co-produire de nouvelles histoires naturelles de la maladie de Huntington pour et avec ses usagers », in Lormont : Éditions Le Bord de l'eau, *Écologie & Politique* 51, 2015, p. 65-79.

[2] Despret V., *Au bonheur des morts, récits de ceux qui restent*, Les Empêcheurs de penser en rond, Paris, 2015.

faire coexister[1] ». Les expériences qui se font corps-à-corps avec Huntington ou avec d'autres maladies nous obligent à interroger nos habitudes de penser et de sentir, à nous laisser surprendre voire métamorphoser par ce qu'elles ont à nous offrir.

C'est ce que nous avons fait pendant trois ans, dans le cadre de notre recherche intitulée « Composer avec Huntington - la MH au soin de ses usagers[2] », impliquant plus de soixante-dix entretiens avec des usagers, des représentants associatifs et des professionnels spécialistes de la MH. Les histoires que nous avons recueillies bousculaient toutes les descriptions usuelles des symptômes, de l'évolution de la maladie ou de la manière dont les usagers s'en saisissent et composent avec elle. Comment la maladie se manifeste et ce que les gens en font, génère, comme pour le jeu d'échecs, des possibilités de formes, de combinaisons et d'histoires infinies : il y a, littéralement, autant de versions MH que de personnes souffrant de la MH, et la plus intéressante des questions, qu'on soit médecin ou usager, devient cette question à deux brins : quelle va être votre/ma version, quel est son style, qu'est-ce qui la caractérise ? Et qu'allons-nous en faire ensemble ?

Cette recherche a achevé de nous convaincre qu'il était indispensable d'opposer à la description monolithique des symptômes et aux statistiques qui en découlent - lesquels contribuent à instaurer l'existence d'une définition de la MH en valeur absolue - cette myriade de versions possibles.

Notre rapport a beaucoup circulé dans le *Huntingtonland* - ainsi que nous appelons la communauté MH. Nous en avons tiré le livre *Le chemin des possibles* (titre soufflé par une personne malade qui participe à notre travail) - *la MH entre les mains de ses usagers*. Alors que ce livre part d'une situation très spécifique, nous l'avons écrit de telle sorte qu'il puisse toucher un lectorat bien plus large, faisant du « problème-MH », un enjeu social et culturel majeur où il s'agit de penser notamment le soin d'un être cher rendu différent, précaire, que ce soit du fait de circonstances de santé ou d'autres épreuves, en agissant sur une redistribution des cartes de la vie. Cela exige de repenser les multiples liens en présence - famille, amis, soignants au sens très large du terme -, et d'envisager autrement nos relations, en rendant hommage à leur

---

[1] Despret V., *Ibidem.*, p. 145.

[2] *Composer avec Huntington - la maladie au soin de ses usagers, une recherche exploratoire*, rapport de Emilie Hermant et Valérie Pihet qui peut être consulté sur le site dingdingdong.org.

intelligence. C'est aussi par ce bout-là que nous travaillons peu à peu à nourrir la culture huntingtonienne qui nous manquait.

5. *Absolute Beginners*, un film contre-poison

Alors que nous collections les savoirs expérientiels sur la MH pour notre recherche précédent (*Composer avec Huntington*), nous nous sommes aperçus que les difficultés inhérentes à un aspect entier de la maladie semblaient sous estimées et mal comprises par les usagers, les entourants et les soignants : les *débuts* de la maladie, souvent appelés « invisibles », car bien que s'étalant sur des années, ils sont difficiles à percevoir pour l'œil extérieur alors qu'ils affectent pourtant fort douloureusement les facultés cognitives et psychologiques, troubles subtils et souvent atypiques passant sous le radar des soignants. Or ces difficultés ont des conséquences dramatiques sur leur vie quotidienne, entraînant dévaluations professionnelles et conflits familiaux.

Cette phase est connue par la recherche fondamentale sur la MH qui la décrit comme pouvant s'initier jusqu'à quinze ans avant le déclenchement visible des handicaps typiques de la MH. Or ces travaux n'ont pour l'instant pas donné lieu à un accompagnement efficace des personnes concernées dont les difficultés continuent de ne pas être prises véritablement au sérieux par les soignants, faute de compréhension et de connaissance expérientielle à ce sujet.

En outre, depuis 1993, l'existence d'un test présymptomatique a changé la donne concernant cette question lancinante des débuts de la maladie, que ce soit pour les personnes qui ont passé le test et se savent porteuses, ou bien pour les personnes à risque qui, bien plus nombreuses, ont décidé de ne pas faire le test, et vivent, tout autant que les premières, en s'auto-observant avec angoisse, scrutant la présence de la maladie en eux sans savoir quoi faire des signes énigmatiques qu'ils perçoivent.

Partant de ce constat, nous avons initié un nouveau projet transversal intitulé *Absolute Beginners*. L'objectif en est de faciliter l'accès au soin de ces usagers en comprenant mieux cette phase si singulière. Ici, notre hypothèse est qu'une entrée plus douce dans la maladie, parce que peuplée et enrichie de compréhension et de soutien, permettrait d'améliorer sa teneur et son cours expérientiel. Le principe d'*Absolute Beginners* est de travailler avec des personnes qui vivent cette expérience des débuts afin de décrire ensemble, le plus fidèlement possible, ce qui s'y passe et s'éprouve. Il s'agit de recueillir ce qui les déforce et les renforce, ce qu'il y a concrètement lieu de mettre en place, dans un but de partage avec les autres usagers qui se trouvent dans cette situation.

Pour y parvenir, nous avons mis en place, depuis l'été 2015, un groupe de six usagers « débutants », que nous avons considérés comme des co-chercheurs, les rémunérant comme tels.[1] Nous avons organisé une série de workshops, durant lesquels nous avons recueilli nombre d'éléments sur les ressentis de chacun quant à ses difficultés, qu'elles soient physiques, psychiques, existentielles, cognitives et sociales. Lors des ateliers, des professionnels ont été invités pour nous aider à réfléchir à certains points particuliers : Amel Khelifi, assistante sociale du Centre national de référence MH à l'hôpital Henri-Mondor, pour les aspects administratifs si complexes et abrupts de la condition Huntington ; Catherine Contour, créatrice d'un « Art du repos », afin de réfléchir à des pratiques pouvant permettre d'affronter la fatigue et les troubles du sommeil qui sont nombreux et invalidants Anne Collod pour expérimenter la méthode Feldenkrais, une pratique corporelle permettant un repérage et un apprentissage des manières dont le corps « manœuvre » avec la vie quotidienne et de développer de nouveaux équilibres.

Nous nous sommes efforcés de traiter de façon tout aussi importante chacune des multiples zones impactées par Huntington : corps, pensée, sommeil, désirs, peurs, espoirs, mort (la sienne, celle de ses proches), enfants, amours, administration, travail, secret, transmission, passions, etc. Entre chaque workshop, nous avons animé l'écriture de journaux de bord où chacun a consigné pendant plusieurs semaines, jour après jour, des observations sur ses ressentis et ses pensées, qui ont permis de recueillir un précieux matériau sur les difficultés au quotidien associées à la MH dans ses débuts.

Nous nous sommes heurtés à certains écueils. Le plus difficile fut sans doute notre tentative d'établir une sorte de chronologie des phénomènes MH et des difficultés qui leur sont associées. Nous avions le désir d'écrire un

[1] Tout comme « Composer avec Huntington », ce projet a bénéficié du soutien majeur de la Fondation de France, complété par d'autres fondations : Adrea et Malakoff-Médéric, et par la Mairie de Paris. Tous nos projets font en effet l'objet de financements distincts dans le cadre de réponses à divers appels à projets. Dingdingdong ne perçoit aucun soutien pour son fonctionnement, si ce n'est par les dons. Quant à nos livres, ils sont (idéalement) auto-financés par leur vente.

guide, un manuel pour les personnes au début de leur maladie qui puisse baliser cette dernière, mais la façon si profondément récalcitrante qu'a la MH d'évoluer a pulvérisé cette volonté. Il nous était possible d'établir une chronologie seulement en forçant les éléments recueillis pour qu'ils entrent dans ce cadre, ce que nous ne voulions justement surtout pas faire ! La MH a dérouté, dans le sens premier du terme, notre projet. L'évolution de cette maladie - qu'à Dingdingdong nous évoquons volontiers comme une métamorphose - résiste à tout modèle en termes de cours clinique prévisible. Tant le processus de métamorphose lui-même que son aboutissement sont et demeurent des inconnues. Cette variabilité absolue de la MH d'une personne à l'autre, mais aussi d'un moment à l'autre de son évolution nous oblige à faire constamment preuve de pragmatisme.

Nous avons par exemple compris, de l'aveu des usagers eux-mêmes, que la première manière d'entrer en contact avec la maladie, à part la connaissance familiale acquise sur la MH à l'intérieur de sa propre famille, se passe généralement par internet et par l'intermédiaire d'images terrifiantes, qui constituent une forme d'initiation indélébile par la frayeur. Or, la plupart du temps, ces films ne donnent pas la parole aux usagers eux-mêmes, ou alors suivent des gabarits journalistiques dictés par une dramatisation à outrance. Comment parvenir à bien vivre sa maladie si l'on est hanté par ces images ? Ainsi, *Absolute Beginners* a généré un désir de transmission de ses participants à leurs pairs par l'image et le projet d'un film par et pour les *Beginners* de la MH, offrant un contact avec la maladie par l'intermédiaire d'usagers qui ne sont pas terrifiés, mais qui sont soucieux de bien vivre avec ce qui leur arrive et désireux de partager leur savoir avec leurs semblables[1].

6. Le soin (dans la fabrication) des formes

« On est mal traité dans la manière dont on est représenté. » Voilà la manière dont Fabrizio Terranova, cinéaste faisant partie des membres fondateurs de Dingdingdong, a reçu la « commande » du groupe d'*Absolute Beginners*. Il a hésité devant cette commande passée par ce groupe attaché à Dingdingdong, collectif dont il fait lui-même partie. On peut toujours détourner une commande quand elle vient de l'extérieur, mais dans ce cas, il

[1] *Absolute Beginners* de Fabrizio Terranova, écrit et interprété par Homer, Piano, Charlotte, Nymphéa, Cassandre, Alice, une production Dingdingdong, 2018.

s'agit d'être à la hauteur de l'expérience de ces personnes et du travail mené pendant deux ans, tout en défiant les lois du monde du cinéma, devant le budget restreint qui était le nôtre. Mais cette commande était aussi irrésistible, car il s'agit d'une manière très simple, mais politique, de comprendre un problème de forme, question qui est au cœur de l'approche de l'artiste : prendre soin des formes qui prennent la parole des minorités. La forme est le point cardinal du travail de l'artiste, mais elle est la chose qui crée du soin auprès des gens avec lesquels on travaille. Cela veut dire que la forme, dans certains cas, est capable d'offrir du soin. Huntington est toujours représenté par la négative, par soustraction, car on est habitués à chercher de la consolation dans les représentations de ceux qui sont différents, autrement dit, qui vont plus mal que nous.

L'enjeu n'était pas de proposer une version plus positive de la maladie, mais de demander aux *Absolute Beginners* : « comment aimeriez-vous être représentés ? » Nous ne faisons appel ni à la figure de l'artiste autoritaire, qui arriverait en sauveur, ni à celle de l'artiste serviteur, qui n'affirmerait aucun savoir-faire. L'excitation vient aussi de la confrontation à cette histoire du cinéma qui nous traversent tous, d'une manière ou d'une autre. C'est dans la rencontre entre ce que les *Absolute Beginners* éprouvent dans leur chair, ce qu'ils veulent transformer, et ce qu'ils vont trouver dans le savoir et l'expérience de l'artiste que va émerger une forme qui prend soin. L'artiste, s'il doit être à l'écoute, ne doit pas s'effacer devant cette parole, mais prendre la responsabilité d'une forme qui soit digne de leur aspiration. Le soin est dans l'attention portée aux relations, mais surtout dans la friction de la rencontre entre des expériences et des appétits, dans la mise en tension de leurs exigences respectives, d'où peuvent alors jaillir des étincelles.

Les six personnes touchées par les débuts de Huntington - les *beginners* - ont rencontré dans un premier temps Fabrizio Terranova seul, autour d'un café et d'une tarte. Ils ont parlé de leur problème de représentation, de leur désir d'images pour construire un contre-poison puissant à celles, toxiques, qui circulaient jusque-là. Au deuxième rendez-vous Fabrizio est venu avec Vladimir Cruells, un de ses amis, artiste également. Ils ont montré leur travail, avec modestie, pour commencer à ouvrir l'imaginaire des *beginners* qui ne voyaient pas encore concrètement comment prendre la parole dans un film, tout en négociant, par exemple, avec le besoin, pour certains, de rester anonymes.[1] Il faut « dégonfler les postures » explique Fabrizio Terranova, ne pas agresser avec le « monde de l'art », trop souvent sacralisé, mais créer des espaces de désirs et les conditions de leurs rencontres. Ils ont ensuite échangé sur les envies de chacun.e, leurs goûts musicaux, cinématographiques, littéraires, etc… toujours autour d'un café et d'une tarte. Ils se sont encore vus ensemble à deux ou trois reprises. Les artistes leur ont demandé de leur envoyer des contes, des musiques, des images, des films, tout ce qui pouvait les aider à cerner les univers des *beginners.*

Ils ont commencé à faire des propositions d'éléments de décor et de masques ou autres astuces pour préserver l'anonymat de ceux qui le souhaitaient. D'autres propositions seront faites directement pendant le tournage. Assez vite, a été décidé de tourner dans un faux décor, idée qui excitaient tant les artistes que les *beginners.* La question du soin se joue aussi à cet endroit-là car l'équipe ne sera pas liée aux aléas du réel. « Dérober une parole documentaire aux aléas du réel va donner du confort à mes *acteurs* », nous dit Fabrizio. Nous avons préparé une salle conviviale où nous nous retrouvions pendant le tournage, où nous pouvions bavarder, manger, boire, dormir (les siestes sont primordiales pour les Huntingtonien.ne.s), jouer… prendre ses aises. Quand une scène était prête, l'équipe venait chercher un *beginner,* qui n'était donc pas en situation de stress ou d'inconfort. Il.elle pouvait alors s'installer tranquillement dans son décor et il était toujours possible de refaire une prise. Les conditions de tournage peuvent aussi donner plus ou moins de soin. Ici, elles ont été induites tant par nos contraintes économiques que par notre manière de faire.

Sans les deux années de travail avec les *Absolute Beginners* et l'année de préparation avec les artistes, il aurait été impossible d'arriver à une telle qualité de parole en trois jours de tournage. Si on avait été dans le « monde » du cinéma, il aurait été demandé au moins dix jours de tournage, ce qui aurait sans doute créé d'autres conditions de travail et donc de soin. Ce film s'est fait dans une liberté d'économie sauvage par rapport au cinéma, un bricolage qui prend du temps, qui ne demande pas d'écriture de dossiers et de suivre tout un

[1] La MH fait encore aujourd'hui l'objet d'une ségrégation sociale et parfois familiale. Suivant le conseil de leurs médecins, ceux qui apprennent qu'ils en sont porteurs adoptent des stratégies de clandestinité vis-à-vis de leur statut, ne serait-ce que pour se protéger socialement des conséquences administratives et financières que cette révélation pourrait entraîner.

processus réglé d'avance, ce qui tue souvent des dynamiques qui demandent de la délicatesse, du soin justement.

7. La fiction au service du réel

Après la diffusion de la série *Philharmonia* sur France 2, nous avons décidé de contacter l'équipe afin de comprendre leur démarche. Cette discussion nous a grandement interpelé quant au rôle de la fiction. Ils nous ont tout de suite dit qu'il s'agissait d'une œuvre de fiction et non d'un documentaire. Quand nous leur avons fait remarquer qu'ils auraient pu inventer une maladie correspondant aux symptômes imaginaires qu'ils voulaient faire apparaître dans leur œuvre, et non inventer de faux symptômes correspondant à une vraie maladie, ils nous ont rétorqué que cela aurait été à l'encontre de leur intense souci de réalisme… ; qu'il leur était impossible de traiter Huntington dans toute sa complexité, car il s'agit d'une série grand public et les spectateurs n'auraient pas suivi.

Se retrouver ainsi pris en otage d'une fiction pour des raisons de licence narrative est très grave, et cela non seulement pour nous, mais aussi pour deux autres victimes de cette série : le public, qui est ici méprisé, défini comme incapable de s'intéresser à une situation si elle n'est pas traitée de manière grossièrement affabulatrice, mais aussi la fiction elle-même. Car c'est bien elle aussi qui est prise en otage : en son nom, on se permet de surcharger une situation qui n'en demandait pas autant avec de gros effets bien tragiques, censés garantir que le public va se laisser émouvoir. Mais les scénaristes de *Philharmonia* sont incapables d'imiter les auteurs des tragédies grecques. Le mépris du public leur fait piétiner leur propre talent de créateurs de fiction.

Le film *Absolute Beginners* va complètement à l'encontre de cette tendance malheureusement majoritaire d'usage de la fiction, mais également du documentaire. Il n'y a pas d'un côté une fiction, fausse, et de l'autre, un documentaire, vrai. Ce qui intéresse fondamentalement Fabrizio Terranova, c'est de réaliser des portraits de personnes qu'il appelle « énergétiques », qui dépassent la division classique entre fiction et réalité. L'expérience fondatrice de ce parti pris a été la réalisation d'un portrait de sa mère à partir de deux récits de vie, un factuel et un fabulé. Le récit factuel est celui qui est habituellement réputé pour être le récit vrai, réel, documentaire. Le second, considéré comme faux, est pourtant le récit le plus juste d'un point de vue

« énergétique », pour l'artiste, comme pour les proches de sa mère qui l'y reconnaissent davantage. Seul celui-là permet, en effet, par l'emphase, de capter toute la potentialité de sa mère.

Le travail qui compte pour l'artiste est de celui de prendre soin par la forme des potentiels, réels, qui accompagnent les gens toute leur vie et qui font, surtout pour les plus démunis, mais pas que, qu'ils tiennent à la vie et dans leur vie. On peut dire que c'est du mensonge, et que c'est donc encore plus cruel car ce n'est pas ce qui s'est passé, ou, on peut croire en la force du récit. Le potentiel de quelqu'un ne tient pas qu'à l'imagination, mais dans sa tension avec le réel. Le potentiel vous colle à la peau et qui, peut-être, n'a pas pu s'exercer, mais il n'en est pas moins vrai. « Si on fait le portait de quelqu'un, on fait aussi le portrait de son potentiel, sinon on fait un portrait beaucoup trop étroit », pour reprendre les termes de Fabrizio.

La fabulation, contrairement à l'imaginaire reste attachée au réel, doit lui rendre des comptes, et même en prendre soin. Renvoyer constamment une personne à sa réalité « pure », factuelle, est une violence car elle ne prend pas en considération tout ce qui fait peut créer des puissances chez elle. Personne ne vit seulement dans la « réalité », nous sommes toutes et tous aussi dans des livres, des films, des images, des rêves, etc. Croire au récit, c'est lui donner la possibilité d'un pouvoir transformateur. Rendre des comptes au réel, c'est redonner toute sa place à l'imagination qui en fait partie et ouvre les possibles. Le documentaire a été trop longtemps écrasé par le « réel ».

8. Prendre soin (par) des formes, épilogue

C'est là toute la force du cinéma, d'être capable de jouer sur une gamme très large de contrastes entre parole documentaire et « grand rêve hollywoodien », ici un décor fabulé de toute pièce. Les *Absolute Beginners* parlent depuis leurs expériences, mais sont aussi des super-héros, l'un ne contredisant pas l'autre. Est-ce qu'il y a redondance documentaire ou est-ce qu'il y a des brèches et des ouvertures « fantastiques » qui vont faire goûter à d'autres possibles qu'on n'avait pas vu quand on les représentait dans le noir en train de trembloter derrière des grilles ? Qu'est-ce que ça veut dire de libérer l'imagination par l'image tout en respectant une parole documentaire ? Créer ces frictions-là amènent une sorte de trouble qui, dans le même mouvement, ne dénature pas l'expérience de la maladie et capte des potentialités nouvelles que ces corps ont expérimentées et que seul peut-être, dans un premier temps, une caméra et des blocs de sensations vont être capables de mettre en lumière.

La création de contrastes est extraordinaire pour faire ressortir des potentialités invisibles. Et cette création n'est possible que si elle est construite ensemble. S'autoriser une forme fictionnelle, même exacerbée, permet également d'éviter l'interprétation psychologique trop simple et toujours écrasante. Dans *Absolute Beginners*, les paroles résonnent, on entend et perçoit leur intelligence. Dans un documentaire classique, elles auraient été inaudibles ou renvoyées aux représentations délétères que nous connaissons déjà.

CHAPITRE 3, *VOYAGE A L'INTERIEUR DE LA BLESSURE : DES IMAGES FORMATIVES DES VULNERABILITES DE CIRCASSIEN.N.E.S AU CNAC*[1], *Bernard Andrieu*[2]

Pour les circassiens au Cnac et l'équipe de direction
qui a soutenu cette recherche de 2013 à 2022

1. Introduction

L'apport du chapitre est d'analyser les images des vulnérabilités dans l'expérimentation pédagogique conduite avec les circassiens au Centre National des Arts du Cirque (Cnac) entre 2013-2023. Une approche émersive, qui est à l'écoute de ce qui émerge involontaire depuis l'activité du corps vivant, du corps intérieur, a été produite à travers des modalités originales d'exploration de l'expérience corporelle basée sur l'image (la vidéo, les autoconfrontations et les dessins de conscience).

Les images de vulnérabilité sont souvent invisibles pour le sujet lui-même qui ressentant douleur, fatigue et émotions ne prend pas toujours le temps et les moyens de s'en apercevoir par des photographies, des films ou des dessins. Rendre dans des images ses propres vulnérabilités exige de déconstruire la notion de performance pour monter les conditions de travail des circassiens, notamment à l'entraînement.

L'activité involontaire du corps vivant émerse : l'émersion est cette émergence involontaire jusqu'à la conscience des sensations internes, des émotions et des effets physiques de l'entraînement comme la fatigue, la blessure, la douleur. Toute la difficulté est de contourner méthodologiquement la perception du corps vécu pour laisser l'éveil s'opérer depuis l'activité du corps vivant. Car le corps en action produit une activité implicite dont le sujet subit l'information comme dans la douleur sans parvenir à la contrôler

En rendant visible les vulnérabilités intérieures et intimes la connaissance corporelle devient partageable autant pour soi que pour autrui.

[1] Centre National des Arts du Cirque.
[2] Institut des sciences du sport santé de Paris, Université Paris Cité, France.

Apprendre de son corps

Le cours d'action[1] sert de méthode généralisée dans l'analyse du mouvement pour atteindre cette conscience pré-réflexive par une autoconfrontation phénoménologique[2] du sujet-praticien réflexif (Schön, 1983) avec des images vidéo de son corps vivant en action. Ainsi peut se reconstruire et être identifié cette motricité perceptuelle pour permettre au sujet d'identifier la manière dont il se perçoit lui-même dans le cours d'action motrice (sa représentation ou alors ses préoccupations, ses connaissances, les règles qu'il met en place, les moments qu'il choisit pour agir).

Il conviendrait donc pour l'anthropologie motrice de Jean Le Boulch[3] à Nathalie Gal-Petitfaux[4] de distinguer expérience motrice et expérience corporelle. Une expérience motrice corporelle est aussi une immersion subjective dans un milieu. Car il faut également intégrer dans l'expérience corporelle le côté ressenti du sujet par une analyse de ses actes, des actions du milieu sur son corps ou de son corps sur les autres corps. L'expérience va devoir faire preuve d'une motricité adaptative pour résoudre les problèmes posés par l'environnement à son corps. Cette motricité adaptative n'est pas toujours consciente mais résulte parfois simplement des contraintes qui pèsent sur le corps en action.

L'expérience corporelle[5] est le résultat d'une construction biosubjective : elle ne devient réflexive qu'après avoir été ressentie dans un vécu spontané et immédiat. Même si le sportif de haut niveau est capable de porter son attention au cours de sa performance à son expérience corporelle, il y a toujours un écart réflexif entre l'expérience corporelle et la pratique corporelle.

Même didactiquement préparée et guidante, notamment à l'entraînement, la pratique corporelle ne peut produire pour chacun la même expérience corporelle. La pratique corporelle déploie une activité physique, qui n'est pas

---

[1] Theureau, Jacques (2011). *Le cours d'action. L'enaction et l'experience,* Toulouse, Octares.

[2] Cizeron, Marc & Huet, Benoî (2011). Regard phénoménologique sur l'expérience corporelle. In *B. Huet.* & N. Gal-Petitfaux (Eds.) L'expérience corporelle, *revue EPS*, pp.50-65.

[3] Le Boulch, Jean (2020). *Les facteurs de la valeur motrice. Interprétation physiologique,* Thèse 1960, Paris, L'Harmattan, 2020.

[4] Gal-Petifaux Nathalie (1993). Savoir nager. Les étapes d'apprentissages, *revue EPS*, n°241, pp. 37-50.

[5] Legendre A., Haruka O. (eds.) (2021). *Expériences du corps vivant*, Paris, L'Harmattan, Préface Richard Shusterman. Postface Bertrand During.

toujours entièrement maîtrisable, selon une certaine séquence et au service d'une progression motrice de l'action.

Mais aucune pédagogie formative dans le cours de l'entraînement circassien ne peut réduire l'écart entre ce qui est prévu et ce qui est vécu car l'expérience corporelle est une perception biosubjective. Le corps vivant ne l'est pas de la même façon, chacun doit comprendre ce qui est mis en activité physiquement en lui. Cette perception n'est pas objective car elle ne correspond pas à l'activité physique mais à ce qui est éveillé par le vivant dans le vécu. Ainsi, comme il ne suffit pas de voir un exercice pour l'imiter parfaitement, il ne suffit pas de vivre une pratique corporelle pour la connaître en elle-même. C'est à travers notre corps émersif que l'expérience de la pratique accède à la conscience. Comment accéder à ce vécu de l'expérience corporelle dès lors qu'il est constitutif de la sensibilité de chacun et ne relève que de sa perception ?

Pour montrer ce qui est vivant dans son corps, il convient, dans une visée performative, de laisser émerser, c'est-à-dire performersive, un acte performatif du corps vivant[1] qui émerse jusqu'à éveiller la conscience : la finalité pédagogique fait découvrir au sujet ses compétences invisibilisées par la performance sportive afin de développer une connaissance corporelle de son vivant dans sa perception du vécu :

- soit en comprenant par la vidéo-réflexivité, l'émersion involontaire des mouvements du corps vivant (réflexe, émotions, fatigue, douleur, crampe, etc.)
- soit en élaborant par l'entretien d'autoconfrontation à ses vidéos, le sens dans le corps d'action
- soit en dessinant l'image mentale que le sujet a de son corps interne, intime, sensible et affectif dans des dessins de conscience

Ce chapitre se propose de répondre à la question de comment apprendre de son corps à partir du caractère opératif de l'image, vidéo et dessin. Comme l'a établi Ochanine (1978), « l'image est un certain complexe informationnel rapporté à un objet. Il existe la possibilité de voir un même objet de differentes manières. Celui qui agit ne reflète pas pendant l'action un objet dans toute la

[1] Berthoz A., Andrieu B. (Eds.) (2011). *Le corps en acte. Centenaire Merleau-Ponty*, Presses Universitaires de Lorraine.

complexité de ses propriétés, de ses attributions, il actualise de son acquis informationnel, les seules informations qui sont pertinentes qui correspondent à l'objectif d'une action donnée (surtout pour un opérateur soumis à des contraintes de temps). Ce reflet qui correspond à l'image dans l'action, je l'appelle image opérative »[1]. Ainsi l'image est opérative dans le cours de formation car elle décrit par l'image vidéo le cours même de l'action corporelle dans l'entraînement ; mais aussi dans l'actualisation des acquis informationnel dont le sujet va pouvoir disposer pour objectiver par le dessin de conscience.

Il convient dès lors de « faire du corps et de ses pratiques, non pas un simple *objet* d'étude mais un véritable *sujet* philosophique, un *siège* de philosophie… au profit d'un autre "geste" intellectuel et corporel, sensible, sensori-moteur, moins noble, plus compromettant, mais non moins subtil et exigeant : l'immersion »[2]. Pour comprendre l'activité du corps vivant en situation, il convenait de rencontrer les circassiens dans l'immersion même de leur travail plutôt qu'en spectacle.

Les techniques du corps viennent nous interroger sur les conditions de l'apprentissage du geste circassien dans le corps vivant et dans le corps vécu. La Go-Pro, embarquée sur le corps lui-même nous fait ressentir, certes pas la perception vivante du sujet, mais nous montre le point de vue en première personne de sa situation dans l'action que son corps est en train d'accomplir. Ici, il faut « penser le corps à la fois comme image et comme matière »[3], comme « représentation et existence physique des corps », « performance et archive », « chair et immatériel ». Il fait vivre l'action corporelle par empathie dans l'action située tout en favorisant une réflexivité plus grande : la distinction entre le geste volontaire et conscient et celui involontaire et inconscient est immédiatement visible là où une image en troisième personne ne nous faisait apercevoir que la globalité du mouvement corporel.

L'autoconfrontation en se regardant filmé en troisième personne devait favoriser l'explicitation par l'instruction au sosie du geste effectué comme s'il

---

[1] Ochanine, D.A. (1978) Le rôle des images opératives dans la régulation des activités de travail, *Psychologie et éducation*, 2, pp. 63-54.

[2] Doganis, B. (2021). *Pensées du corps. La philosophie à l'épreuve des arts gestuels japonais (danse, théâtre, arts martiaux),* Paris, Belles Lettres, p. 21.

[3] Vannouvong, A., Etienne, N. (2013) *A bras le corps. Matérialité, image et devenir des corps,* Paris, Les Presses du Réel, p. 11.

devait être reproduit par le novice. Ainsi Ivar Oddone à l'Université de Turin a créé en 1977 cette méthode en demandant à un professionnel, en l'occurrence ouvrier chez Fiat : « Suppose que je sois ton sosie et que demain je me trouve en situation de te remplacer dans ton activité. Quelles sont les instructions que tu devrais me transmettre afin que personne ne s'avise de la substitution ? »[1]. Cette perspective subjective située porte aujourd'hui l'attention cognitive sur les traces de l'activité corporelle : confronté à la perception subjective d'une image vidéo, le sujet est en situation de *re-situ* cognitif pour verbaliser ce qu'il a réalisé en décrivant et en commentant le cours même de son action avec ses mots.

2. Le contexte

Dans le cadre d'une convention entre le Cnac et l'université de Nancy, de Rouen puis de Paris Cité, j'ai donné des cours entre 2013 et 2022 sur la connaissance corporelle dans le cursus de trois ans de la formation initiale des circassien.n.e.s du Cnac. Nous avons développé nos recherches à travers des ateliers philosophiques en trois périodes :

- 2013-2018, avec Raoul Bender et Haruka Okui : l'objectif était d'apprendre de son corps[2] par une analyse vidéo du mouvement des gestes[3] réflexes, automatiques et conscients comme le vertige[4].
- 2018-2020, avec Joséphine Buffet, Alexandre Obœuf[5], Karine Saroh et Cyril Thomas[6] : l'objectif était de visualiser et d'analyser le vécu

---

[1] Oddone, Ivar, Re, Alessandra, Brante, Gianni (1981). *Redécouvrir l'expérience ouvrière. Vers une autre psychologie du travail ?*, Paris, Editions sociales, trad. de l'italien par Ivano et Marie-Laure Barsotti, [Esperienza operaia, coscienza di classe et psicologia del lavoro, chez Giulio Einaudi, 1977].

[2] Andrieu, Bernard (2017). *Apprendre de son corps : une méthode émersive au CNAC*, avec un DVD de Raoul Bender, Mont Saint-Aignan, Presses universitaires de Rouen et du Havre. Ouvrage traduit en anglais : Andrieu, Bernard, *Learning from your body: an emersive method at the CNAC*, avec un DVD de Raoul Bender, Mont Saint-Aignan, Presses universitaires de Rouen et du Havre, 2018.

[3] Andrieu, Bernard (à paraître) Aprenda de su cuerpo vivo: Una emersiología de los gestos circenses », *Revista Latinoamericana de Estudios sobre Cuerpos, Emociones y Sociedad - RELACES*, n°20.

[4] Andrieu, Bernard (2014). *Donner le vertige : les arts immersifs*, Montréal, Liber, 2014.

[5] Buffet, Joséphine, Obœuf, Alexandre et Andrieu, Bernard (2019). La prise de conscience et la régulation des émotions : un enjeu pour l'apprentissage moteur du circassien ?, *Intellectica. Revue de l'Association pour la Recherche Cognitive*, n°71, *L'activation du corps vivant. Émersions, Hybridations, Remédiations*, pp.101-118.

[6] Andrieu, Bernard, Saroh, Karine et Thomas, Cyril (Eds.) (2020). *Du fil à la slackline*, Châlons-en-Champagne, CNAC.

émotionnel des mouvements et la parole sur les degrés d'émersion du vivant sont montrés dans les entretiens d'autoconfrontation aux traces vidéos d'entraînement et les récits d'analyse du mouvement.

- Entre 2020-2022, avec Akira Kurashima[1], Antonella Poli[2], Juliette Vincent[3], Erwann Jacquot[4], Gilles Dietrich et Kitsou Dubois[5], l'objectif était, par la production de dessins de conscience[6] de circassien.n.e.s, de proposer une représentation de leur corps vivant à travers leur perception en première personne[7] (fatigue, douleur, genre, émotions, mouvements, espace corporel, risque, limites, performativité, etc.), derrière la performance sportive.

3. L'expérimentation au Cnac

Le cours-atelier est constitué de six étapes dans la visée formative en portant l'attention sur six objets de conscience (l'apprentissage des gestes, la conscience du temps d'apprentissage ou chronogénèse, l'analyse d'un mouvement en cours d'apprentissage, l'autoconfrontation avec les fims réalisés en Go-Pro, les dessins de conscience et la mutualisation des travaux par une présentation commune) dans le curriculum des deux années sur trois au Cnac. La troisième année est consacrée à la préparation de la professionnalisation par une tournée du spectacle de la promotion.

---

1 Andrieu, Bernard et Kurashima, Akira (2018). The Body behind the spectacle: Capturing Emersion of the Living Body of Circus Performers, *Japan Journal of Sport Sociology*, Vol. 26, n°2, pp. 25-53.

2 Poli, Antonella et Andrieu, Bernard, « Performing Transdisciplinary Creativity by Emersiology with the Living Body, in *Doing Rebellious Research. In and beyond the Academy*, Pamela Burnard, Elizabeth Mackinlay, David Rousell et Tatjana Dragovic (Eds.), Leiden, Brill, pp.114-130.

3 Vincent, J., Shirrer, M., Andrieu, B. (2023). Le toucher comme facteur de bien-être des élèves en cours d'EPS, *Droit, Santé et Société* 2023/1 (n°1), pp. 47-54.

4 Jacquot, E., Andrieu, B., Paintendre, A. (2021). Toucher et être touché, expérience corporelle du toucher ostéopathique, *Soins*, n° Penser le corps pour soigner l'esprit, Ed. Claire Liné, 2023.

5 Dubois, Kitsou, *Danser l'apesanteur*, Bruxelles, Alternatives théâtrales.

6 Andrieu B. (2024). *Les dessins de conscience. Une théorie du corps des circassiens du Cnac*, PU Reims, Cnac, ICiMa. Postface Akira Kurashima, Université de Kwansei Japon.

7 Andrieu, Bernard, Bender, Raoul, Okui, Haruka, Da Nobrega, Petrucia et Thomas, Cyril (2020). Learning by our Body Movements. Emersive Health in the Centre National des Arts du Cirque (CNAC), in *Manegenkünste. Zirkus als ästhetisches Modell*, Margarete Fuchs, Anna-Sophie Jürgens, Jörg Schuster (Eds.), Bielefeld, transcript Verlag.

Visée formative/ Objet de conscience	Cours + appro-priation	Film Go pro en-traine-ment	Analyse d'un mouve-ment	Autocon-frontation	Dessins de conscience	Mutuali-sation Effet Groupal
Gestes	Volon-taires, invo-lontaires automatiq ues	Reflexe, gestes conscient	Descrip-tion de chaque geste	Découverte de sa perception	Mise en évidence des schèmes moteurs	Discussion sur les techniques corporelles
Chronogé-nèse	Le temps et la durée (Bergson)	Mesure des temps d'action	Tempor-alité de l'appren-tisage	Curriculum de la formation	Schémati-sation chronolo-gique	Différence de tempora-lités
Emotions	Emotion incarnée	Expres-sion émotion-nelle	Emotions dans l'action	Analyse du langage corporel	Les sensations internes	Empathie
Douleur	Echelles évalua-tion	Visualisa-tion des blessures	Les degrés de douleur	Récit des blessures	Couleur/ douleur progressive	Résilience collective
Image du corps	Schéma corporel/ image du corps	Arrêt sur image	Analyses des postures	Séquences d'images	Enveloppe corporelle	Partager ses images
Genre	Le genre dans le cirque	Genre de la prise de risque	Le style genré	Représen-tations du genre	Conscience du genre	Mixité de genre

Tableau 1 - La visée formative des cours-ateliers/objet de conscience

4. Analyser le mouvement

Nous organisons le cours autour d'un apport théorique puis d'une appropriation des contenus par les circassien.n.e.s selon leur propre compréhension. La consigne est de faire le récit, par un texte illustré de schéma de leur choix, d'un mouvement dans son cours d'action. Le corps est au cœur des apprentissages[1]. Le cours d'appropriation, inscrit dans le cursus autour de la philosophie et histoire du corps, apporte les concepts et le vocabulaire pour décrire le schéma corporel, la perception, le corps propre, image du corps, les émotions et affects, les techniques du corps, le genre, la couleur... avec des textes fondamentaux qui se trouvent dans la bibliothèque du Cnac : Marcel Mauss, Paul Schilder, Donna Haraway, Judith Butler, Pierre Bourdieu, Gaston Bachelard, George Didi-Huberman, Michel Pastoureau…

[1] Bourrain, Sandrine, Dupayage, Vincent, Nadal, Marjorie, Walgenwitz Gaëlle, et Corvaisier, Maud -2021). *Le corps au cœur des apprentissages*, Fontaine, PUG.

Sur la base d'un travail d'entretien par autoconfrontation avec la vidéo, nous conduisons avec chaque étudiant une analyse du mouvement par une verbalisation sur les données vidéos réalisées en Go-Pro et interrogeons le rapport plus direct entre leur corps professionnel/corps personnel. Le vécu émotionnel, peur-vertige-fatigue-risque, devient alors une dimension à prendre en compte autant dans la parole par le moyen d'entretiens que dans les mouvements du corps vivant observables dans les films vidéo :

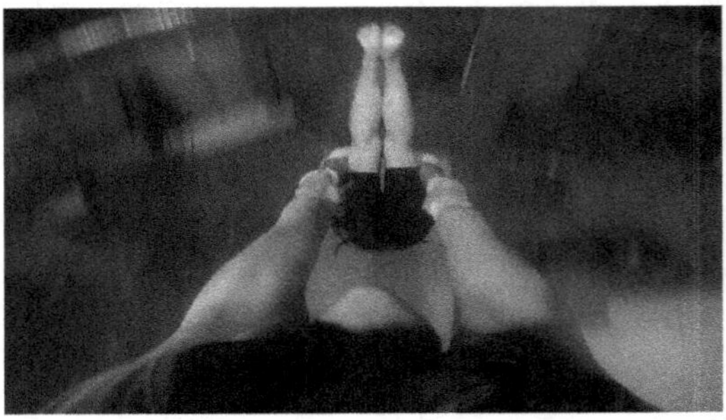

Figure 1 - Regard entre ses jambes (Extrait Go-Pro)

Ici, dans la figure 1, l'exercice d'appropriation a consisté : 1. Voir la vidéo sans guide d'entretien de ma part et demander ce que le sujet voit dans la vidéo. 2. Je fais remarquer ici, qu'elle regarde entre ces jambes, est-ce un geste dont elle a conscience ? 3. Elle répond que c'est un des moments d'attention pour équilibrer sa position par rapport à la porteuse.

Cette analyse réflexive d'un mouvement corporel choisi par elle (corps vivant/corps vécu) repose sur une utilisation de la Go-Pro embarquée sur leur propre corps-caméra[1] dans un mode auto-réflexif. Plutôt que centrer la caméra sur la performance, nous la retournons sur le corps vivant, mis en œuvre dans le cours d'action, pour délimiter avec les artistes le moment de suspens, le vol volontaire, la pesanteur et le défi de l'espace aérien.

---

[1] Delpeux, S. (2010). *Le corps-camera. Le performer et son image*, Paris, éd. Textuel, p. 4.

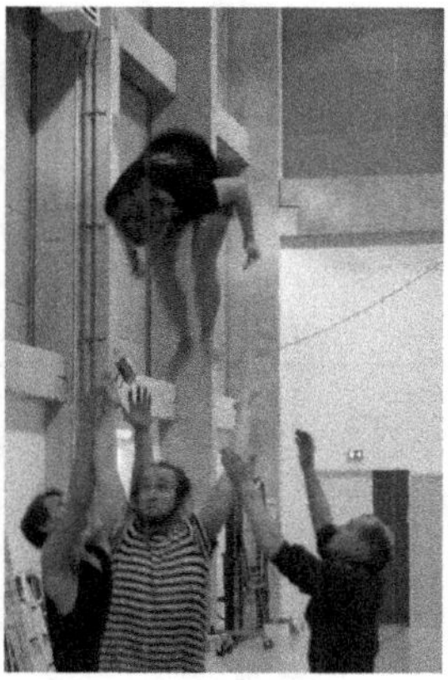

Figure 2 - Réception dans l'espace (Photographie BA)

Il faut parvenir à photographier le moment, comme ici dans la figure 2, où à l'entraînement l'espace de la vulnérabilité est visible dans le mouvement tant pour l'acrobate que pour le receveur. En portant une attention aux différents types de gestes volontaire, involontaire et automatique, la parole peut se libérer dans l'autoconfrontation pour parler de ce qui se passe dans les émotions, dans les postures et dans les équilibres.

5. La chronogénèse

Le psychologue Gustave Guillaume utilise pour la première fois le terme de chronogénèse en 1928 dans son livre sur *Temps et verbe*[1]. Cette chronologie de la durée[2] est une organisation des acquis et des savoirs par l'apprenant lui-même. L'accent est mis ici dans la figure 2 sur les trois années de l'apprentissage en distinguant le passage de la représentation conceptuelle du geste à la réalisation pratique. La nécessité des éducatifs s'imposent comme des exercices dont le cumul et la répétition vont favoriser l'incorporation de la nouvelle technique.

[1] Guillaume, G. (1929). *Temps et Verbe*, Paris, Champion.
[2] Podoroga, L. (2014). *La grammaire de la durée*. Henri Bergson et Gustave Guillaume, revue philosophique de Louvain, n°112, pp. 55-73.

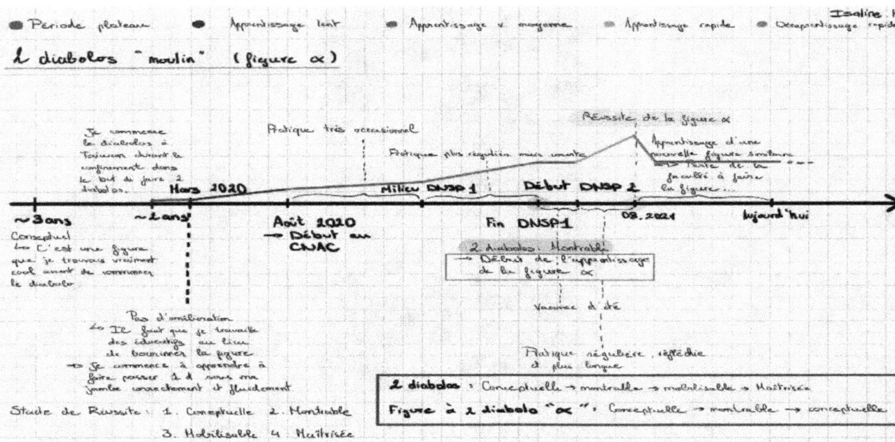

Figure 3 - Chronogénèse Isidore H.

Mais la chronogénèse indique aussi par sa courbe ascendante, son pic et sa stabilisation des acquis comment la pratique régulière va faire réussir la figure au bout d'un an. Le rythme de l'apprentissage est aussi mis en valeur entre l'apprentissage lent, moyen, rapide jusqu'à atteindre une période plateau de stabilisation des acquis. Mais le désapprentissage rapide est aussi indiqué juste après le pic, moment un peu de panique où le corps ne parviendrait plus à faire la figure : faute d'une incorporation stabilisée de la technique, la réussite du pic peut apparaître comment un moment exceptionnel sans suite. Mais l'apprentissage d'une nouvelle figure similaire va consolider l'apprentissage.

Tenir le journal de son corps[1], comme ici dans la photographie (figure 4), trouve avec les dessins de conscience les techniques pour représenter le temps, l'espace corporel et les sensations internes du corps. Le suivi professionnel à travers la chronogénèse et les dessins successifs dans le cours de l'apprentissage favorise une auto-santé et un développement de la connaissance intérieure. Les traces écrites ou dessinées sont autant de relevés quantitatifs et qualitatifs sur les épreuves traversées. L'intercorporéité avec l'agrès et les partenaires est autant de moyen de partager des savoirs expérientiels que de mesurer les variables éco-physiques du degré de variation de la position du corps.

[1] Pennac, Daniel (2012). *Journal du corps*, Paris, Gallimard.

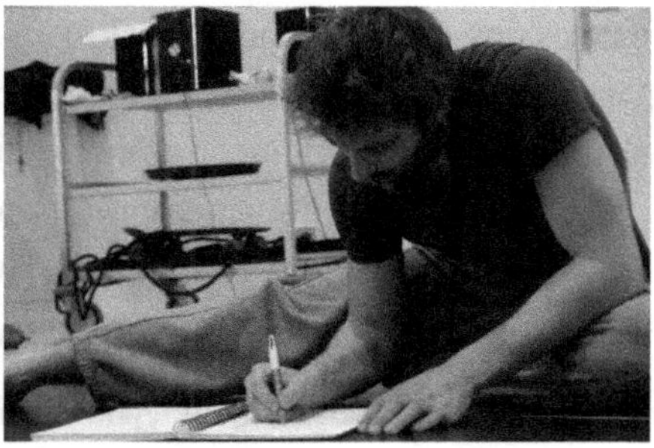

Figure 4 - Prise de note (Photo B.A)

Les circassiens utilisent désormais leur propre téléphone portable pour réaliser des films qu'ils visionnent immédiatement après la figure réalisée au cours de l'entraînement. Chacun présente aux autres sa vidéo et/ou son dessin pour mutualiser l'analyse du mouvement mais aussi pour faire part de ce qui se passe en soi et qui reste invisible sans ce travail d'expression du corps intérieur et intime.

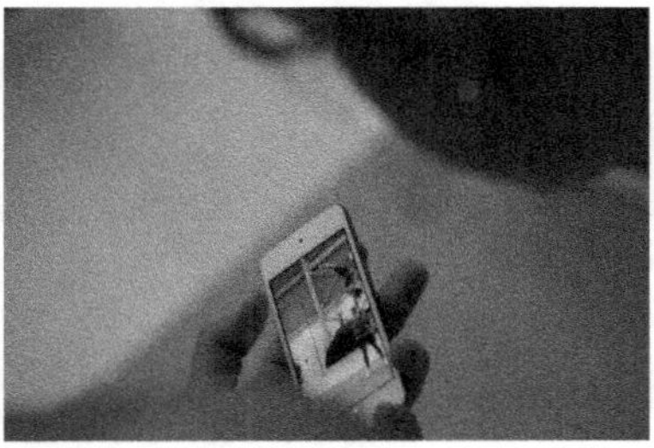

Figure 5 - Se voir sur son téléphone portable (PhotoBA)

6. Les désirs de conscience

L'intérêt de cette production par une autre modalité - les dessins de conscience - est de favoriser la conscience de sa santé interne et de ses émotions intimes lorsque le corps est en action. Car l'affection est présente dans la vivacité du corps vivant et les gestes ont la « capacité de véhiculer leur intensité, et avec elle une certaine teneur d'affect ou d'émotion que chacun ressent »[1].

---

[1] Dibi-Huberman Georges, *La survivance au bout des doigts, Brouillard de peines et de désirs*, Paris, Minuit, p. 290.

Le but de ces dessins est de rendre visible pour soi, pour les autres, notamment ses partenaires et entraîneurs, ce qui favorise une compréhension des conditions vécues de la performance : d'une part une auto-santé par une connaissance de la chronogénèse de ses apprentissages, et d'autre part une régulation émotionnelle par une cartographie de la vitalité du corps comme représentée dans la chronogénèse d'un apprentissage.

Georges Dibi-Huberman distingue trois types d'image : l'image fantôme, l'image pathos et l'image symptôme[1]. L'image est comprise ici comme « un corps, réunion organique d'objets… un *corpus* de savoirs, un *organon* de principes. Voire un corps de doctrine[2] »

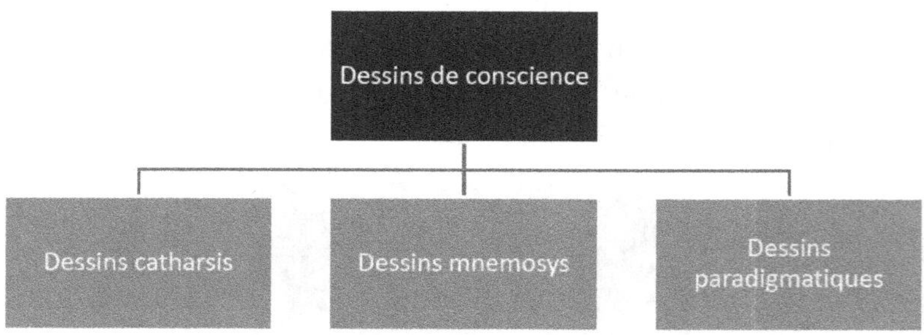

Tableau 2 : trois types de dessins

Le dessin comme l'image communiquent du corps ce qui s'en dégage : la purgation des humeurs et des passions (*dessin catharsis*), la mémoire corporelle (*dessin mnemosys*) et la théorie que le corps se forge de lui-même (*dessin paradigmatique*).

Cette étude du cirque intérieur, décrit par Philippe Goudard[3], analyse ici comment l'activité interne du corps vient affoler la perception du corps vécu à travers une profusion sensorielle et émotionnelle : peur, vertige, douleur,

[1] Didi-Huberman Georges (2002). *L'image survivante. Histoire de l'art et temps des fantômes selon Aby Warburg*, Paris, les Éditions de Minuit, p. 27.
[2] *Ibid.*, p. 14.
[3] Goudard, Philippe (2010). Le cirque intérieur, in *Scénographie, 40 ans de création*, Luc Boucris, Jean-François Dusigne et Romain Fohr (Eds.), Montpellier/Vic-la-Gardiole, L'Entretemps, pp. 47-53.

sensation de l'espace arrière, de la vitesse, de la gravité, mais aussi présence d'automatismes, gestes aveugles, mouvements réflexes et chronogénèse des apprentissages.

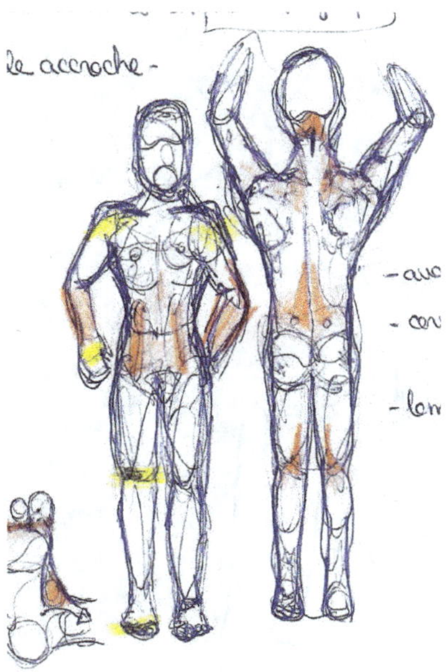

Figure 6 - « Les couleurs d'inflammation du corps de Kim ».
Kim M., 33e promotion du Cnac, roue Cyr, 2019.

Les dessins de conscience révèlent combien le corps interne est à vif. Les inflammations chroniques de Kim accompagnent son quotidien sans que cela soit toujours visible dans la salle collective de l'entraînement. Ce qui est transporté dans le corps, ce sont ces vulnérabilités.

7. La prévention des risques pour la santé au travail des circassiens

Un plaidoyer pour ce type de démarche en lien avec les enjeux de formation initiale et continue se fonde ici sur la prévention des risques pour la santé au travail des circassien.n.e.s. La santé extérieure du, de la circassien.n.e est visible et mesurable par les entraîneurs qui observent la réussite des exercices. Cette mesure objective de ce qui serait une bonne santé cache en réalité, comme le démontrent les récits expérientiels et les dessins de conscience, la part invisibilisée des conditions pour se maintenir en santé.

Ainsi, comme en témoigne ce dessin qui révèle les différents degrés de la douleur et des blessures dans le corps du circassien. Dresser une carte de ses traumas est possible par le circassien :

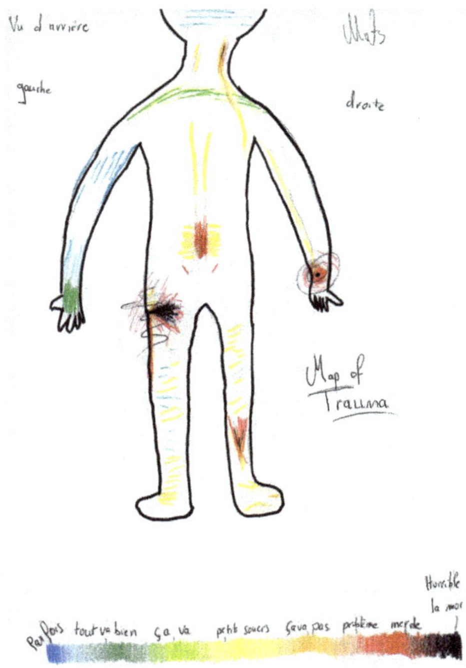

Figure 7 - Légende de l'image : Mats O., 35e promotion du Cnac, acro danse, 2022

En allant du bleu (parfois) au noir (Horrible, la mort) la sensibilité glisse des états supportables à l'insoutenable douleur chronique. Là où l'apparence corporelle de la performance pourrait faire croire, les traces des blessures antérieures se dévoilent : le corps intérieur est éclairé par ces couleurs de la chair à vif. Cette échelle subjective ne dit rien des douleurs objectives ressenties jusque dans leur rémanence. Ainsi l'usure est progressive par la gradation des couleurs en passant de l'orange au rouge et du rouge au noir.

Quels accidents et maladies professionnels développent-ils dans leur carrière ? Existe-t-il des statistiques ? Une étude des types et des taux de blessures a été réalisée au Cirque du Soleil entre 2002 et 2007 par une équipe de chercheurs de plusieurs universités, dont l'Université McGill à Montréal[1] : « 1.376 artistes ayant subi 18.336 blessures ont été analysées : le taux de blessures chez les artistes a été estimé à 11,2 blessures ».

Mais pour Anouk W., circassienne au Cnac, la charge de travail du circassien porte pour moitié sur les aspects mentaux et psychologiques, face aux douleurs chroniques qui ne représentent que 35% de la charge et qui n'apparaissent donc que comme un passage obligé, contrairement au doute permanent et à la remédiation cognitive :

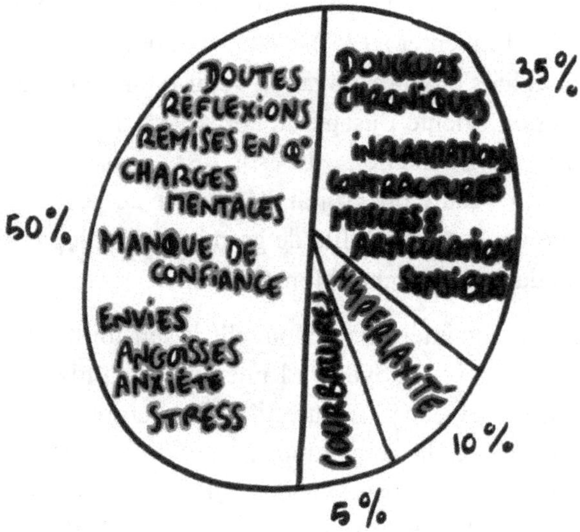

Figure 8 - « Cahier des charges douleur ». Anouk W., 35e promotion du Cnac, équilibres, 2022

8. Se former une compétence par ses blessures

La blessure, ou l'accident, est le moment d'un retour au calme forcé sans activité mais aussi un éveil d'une douleur inédite du corps jusque-là très performant : « La blessure est un cadeau et un maître : tout mon travail est survenu après m'avoir déchiré le deltoïde, remise en question de mon agrès, banaliser mon agrès, arrêter de voir cela comme ma seule façon d'exister, habituer mon corps de changer la manière d'amener un mouvement, le plus

[1] Shrier Ian, Meeuwisse W.H., Matheson G.O., Wingfields K., Steele R.J., Prince F., Montanaro M. (2009). Injury patterns and injury rates in the circus arts: An analysis of 5 years data from Cirque of Soleil, *The American Journal of Sports Medicine*, 37 (6) pp.1143-1149.

dangereux est d'être immobile dans sa tête, blessé ne pas faire rien. Trop borné, maintenant quand j'ai une blessure, je cherche des solutions » (Circassien 25e promotion Cnac).

La blessure bouscule le répertoire académique et incorporé : car les techniques du corps, empêchées par la blessure, doivent se déplacer par la plasticité et la vicariance[1] vers de nouvelles possibilités du corps : « Toutes les découvertes dans la façon de voir la discipline, tant que ton corps fonctionne, l'originalité vient de la blessure, un bras en moins, tu trouves des solutions ; le répertoire n'existe pas, je les invente, plus de répertoire sur un corps blessé, il faut l'inventer » (25e). Cette invention de nouvelles techniques révèle des potentialités du corps vivant à venir pour renouveler les postures. La nouvelle position oriente l'usage du corps vers des parties jusque-là non sollicitées. Cette augmentation du soi est aussi un agrandissement psychologique : « Au cadre quand j'ai été blessée au genou, j'ai dû observer les autres cela donne une possibilité de grandir psychologiquement dans ma vie en général et dans l'approche. Moment d'intériorisation » (25e).

La découverte de son intériorité renouvelle la sensibilité interne qui devient un mode réflexif sur soi : « Voyage à l'intérieur de la blessure, la sensibilité se perd car la peau devient plus dure, j'ai mon corps aussi dedans, moins sensible dans la tête car la perception intime s'affaiblit, tu ne sens pas la douleur. Le seuil de douleur se déplace. Réfléchir à soi sans la blessure, le corps dit cela a fait mal, la blessure, la douleur fit que le corps existe » (25e). La rémanence de la douleur et sa persistance déplace le seuil de sensibilité vers la profondeur du corps vivant.

Une meilleure connaissance de soi doit s'effectuer tant pour réguler la nouvelle adaptation motrice que pour écouter davantage son corps vivant : « La douleur c'est l'inconscient qui dit stop, témoin il vient te dire qu'il y a un problème, le manque de l'écoute du corps, dans la lecture corporelle c'est où que je ne marche pas bien, quel chemin j'ai besoin de régler pour faire cela » (25e). Le recours à une explication psychosomatique est justifié ici car la lecture corporelle ne porte plus sur le chemin habituel vers le geste performant mais vers une définition plus harmonieuse entre la capacité blessée et la potentialité ouverte par la réduction de notre mobilité.

[1] Berthoz, Alain (2014). *La vicariance*, Paris, O. Jacob.

Une nouvelle attention à soi, dès lors que l'activité du corps vivant est désormais comprise comme une partie de la conscience du corps vécu, établit une cartographie des points sensibles du corps : « Entre la blessure et la progression il n'y a pas grand-chose, douleur que cela fait mal d'une blessure du mal à différencier de la douleur fonctionnelle. Avoir eu cette blessure pour les repérer, les anticiper, avoir une connaissance de soi » (25e).

L'anticipation sensible, à la différence de l'anticipation cognitive qui repose sur une représentation « Bien gérer la blessure pour continuer, sensibilité d'écoute corporelle » (25e). Une gestion de soi depuis sa profondeur vivante engage le sujet dans un repli sur soi qui est une pratique d'auto-santé[1] ; chacun analyse ces facteurs physiologiques, émotionnels et psychologiques de manière globale pour réguler ses vulnérabilités : « Après la blessure, les choses que tu fais c'est pour toi-même » (25e). Le temps de la blessure est un moyen de se régénérer en se décalant par rapport au rythme habituel de la performance : « Je ne me suis pas blessé gravement, la blessure je n'y ai pas touché, travail sur la volonté, l'eau et le sommeil, régénérer pour la journée » (25e).

L'analyse des symptômes est une forme d'auto-santé[2] car chacun peut analyser les différents niveaux en distinguant dans l'état de fatigue ce qui pourrait conduire à la blessure : « Comme si avant ma blessure j'avais aucune attention, analyse des symptômes que j'avais avant, le rapport à la fatigue à la sensation de douleur quand tu sens que cela revient » (25e). Le passage à une blessure récurrente, sinon chronique, facilite la précision dans la lecture de son corps par une analyse de la douleur :« Quand tu analyses la douleur, tu parviens à préciser si c'est stop, la blessure peut devenir une habitude, le corps super adaptable et la volonté de le faire, la blessure est chronique » (25e).

Un manque d'écoute et de capacité d'analyse de son corps vivant conduit à relâchement, sinon, un lâcher-prise, qui rend le corps sensible à la blessure, faute d'une attention plus précise : « Problème du relâchement quand tu es moins attentif, second régime, la blessure arrive quand on en veut toujours plus, l'envie de progression qui nous blesse, un manque d'écoute » (25e). Pris dans la logique de la progression et des résultats à obtenir pour valider des

[1] Dumais, Alfred, Lévesque, Johanne (1983). *L'auto-santé, des individus et des groupes au Québec*, Québec, IQRC.
[2] Andrieu, Bernard (2014). *L'auto-santé. Vers une médecine réflexive*, Paris, Armand Colin.

compétences : « Si tu as une blessure, question d'habitude sur l'agrès, adaptation du corps à l'agrès, investissement dans l'activité » (25e). La blessure est une indication d'un progrès dans la connaissance de soi à accomplir pour avancer dans une voie de bien-être : « Avertissement du corps, soudain, est ce que la blessure est nécessaire pour avancer » (25e).

Les effets physiologiques du travail physique à l'entraînement reposent sur la description des effets directement observables, mais sont compris dans l'explication du mécanisme psycho-physiologique intime. Le temps de récupération est ressenti comme nécessaire autant au plan physique que psychique : « Problème du repos et de la récupération rythme alternatif des entraînements pour récupérer, prendre en compte la fatigue de l'autre, trouver son rythme de travail, on n'a pas tous les mêmes capacités du corps » (25e).

9. Reconnaître l'utilité protectrice de ses gestes involontaires en Go-Pro

Les blessures révèlent que le corps vivant a une activité qui échappe à la volonté et la maîtrise du corps. Les films en Go-Pro découvrent aux sujets cette activité implicite de leur corps vivant. Les compétences développées ici sont d'être capable d'analyser l'activité implicite de son corps vivant. La caméra Go-Pro en première personne fournit des informations supplémentaires par l'effet d'embarquement à même son corps dans la production d'images non volontairement filmées. Embarquer une caméra sur son corps a pu montrer, comme dans le free style, des images inédites, des milieux inexplorés et des postures au cœur même de l'action. Ainsi « la production de l'image vidéo, d'abord, et son exploitation, ensuite, relèvent de pratiques incarnées qui produisent la visibilité (l'*accountability* visuelle) de l'événement pour différents participants, qui y déploient leurs orientations et - ce faisant - aussi leurs interprétations de ce qui se passe »[1].

Comme nous l'avons établi avec cet exemple princeps (figure 9), illustré par la captation Go-Pro, le sujet lui-même ne savait pas qu'il faisait ses mouvements de protection : quand lors de l'entretien d'autoconfrontation je lui demande s'il voit quelque chose dans ce film, et il ne voit pas ces gestes. Ce n'est qu'en lui demandant ce que sont ces gestes qu'il les reconnaît comme

---

[1] Mondada, Laurenza (2014). Pointing, talk and the bodies: Reference and joint attention as embodied interactional achievements, in M. Seyfeddinipur & M. Gullberg (Eds), *From Gesture in Conversation to Visible Utterance in Action,* Amsterdam: Benjamins, pp. 95-124.

existant. Mais il les qualifie de parasites, c'est-à-dire inesthétiques et inutiles, et me demande si je peux lui supprimer ces gestes manifestement involontaires.

Pourquoi ne voit-il pas ce mouvement ? Une première réponse tient au temps de réaction de l'activité du corps vivant qui est ici celui du réflexe. Le sujet l'accomplit par son corps vivant mais ses compétences sont entièrement focalisées sur les actions conscientes à réaliser pour réceptionner son partenaire sur ses jambes comme en témoigne la focalisation visuelle de son regard sur la photographie :

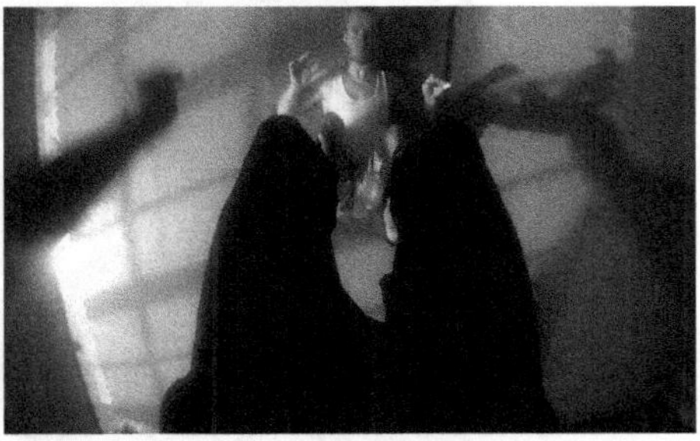

Figure 9 : L'image princeps de Jonathan
à la réception de Luis-Miguel portant la Go-Pro

Le sujet anticipe pourtant la chute face à la vitesse d'arrivée et la posture du corps de son partenaire. Son corps vivant produit des compétences par les solutions motrices. Mais le circassien ignore ce travail réflexe de son corps, si bien que la connaissance corporelle pourra être augmentée à la suite de l'autoconfrontation. C'est Jonathan Charlet (26e) qui nous montre (Figure 9) comment, il réalise des mouvements d'équilibration mais aussi émotionnels sans s'en rendre compte.

Autoconfronté aux images de la réception de son voltigeur José Luis, il nous confie que c'est la première fois qu'il voit les gestes réflexes de protection de son corps vivant qu'il effectue inconsciemment. Avant le visionnement, lorsqu'on lui a demandé de faire le récit de son corps vécu, il n'en fit aucunement mention. Ce fut la caméra Go-Pro, fixée sur la poitrine de son partenaire, qui révèle les temps de réaction très écologiques du corps vivant de Jonathan.

Ces images produites par notre corps dans ces caméras nous montrent des micro-gestes, des hésitations, des changements de directions, des ajustements moteurs ou des adaptations à la nouveauté avant même que nous en ayons conscience dans le vécu cognitif. Ainsi l'écologie pré-motrice (Andrieu, 2013), et ses instruments de mesure et de visualisation réflexive, devient visible le corps vivant auquel notre conscience ne prête plus attention :

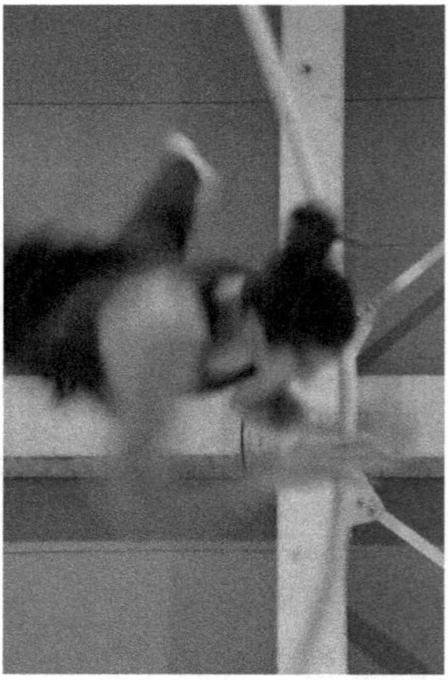

Figure 10 - La photo est floue pour saisir le moment de la prise de main de la corde (BA)

Parvenir à enregistrer ces mouvements involontaires de protection a été le premier travail de recherche par le moyen de films en Go-Pro : le regard fut alors ajusté vers le travail inconscient du corps vivant dans le cœur même de l'action du schéma corporel. En écrivant *Apprendre de son corps* avec son DVD de 80 extraits de films, nous avons découvert qu'une activité sous-jacente traversait les mouvements à l'insu de la conscience du sujet circassien. Mais nous ne savions rien de la manière dont le sujet lui-même se représentait mentalement cette activité.

En disposant la caméra sur l'instrument (surf, ski, planche, agrès…), le plan révèle le corps dans ses habiletés et postures d'action, mais disposée sur le corps (poitrail, front) ou sur les membres comme dans le film *Leviathan*[1]

[1] https://www.on-tenk.com/fr/documentaires/les-films-du-festival-de-locarno/leviathan

réalisé par les anthropologues Lucien Castaing-Taylor et Verena Paravel, se voit une typologie de gestes différents :

- Les mouvements inconscients du schéma corporel qui s'activent pour restaurer, par une autoprotection du corps vivant, l'équilibre dans la rattrape, réagir à un changement, reprendre son souffle et éviter un obstacle. Ledoux a pu montrer comment les émotions primaires entre 80 et 180 millisecondes produisent une réponse motrice plus rapide que celles qui sont corticalisées. Ces mouvements incontrôlés, réflexes mais aussi des gestes d'urgence et d'expression émotionnelle comme la peur, sont visibles dans les images captées en Go-Pro.

- Les gestes automatiques mais habituels sont si incorporés par les techniques du corps devenus des habitus[1] lors des entraînements et exercices répétés que les automatismes semblent relever d'une intentionnalité corporelle ; le corps semble les réaliser sans qu'il s'en rende compte. *Les gestes incorporés sont devenus automatiques :* pour sa part, Juan a depuis longtemps automatisé les impulsions motrices nécessaires à la réalisation de la roue, au point de ne prêter attention qu'au placement de ses mains au sol. Les mouvements de ses hanches sont automatiques, et l'enregistrement vidéo est nécessaire pour lui révéler son action et les ajustements effectués.

- Les gestes volontaires et conscients qui reposent sur une préparation mentale et une représentation cognitive avant même l'action. Chloé, dans un travail à la corde, nous confie rechercher la sensation de poids dans la corde pour ressentir le bien-être de la technique : c'est à cette condition de mobilisation de l'attention qu'elle peut engager la décision de changer de posture et de s'enrouler dans la corde pour éviter la chute ou créer un nouveau mouvement.

[1] Mauss Marcel, [1934], Les techniques du corps, *Journal de Psychologie,* XXXII, n°3-4, 15 mars - 15 avril 1936.

Ici, la figure 11 décrit comment les trois gestes se succèdent et se complètent :

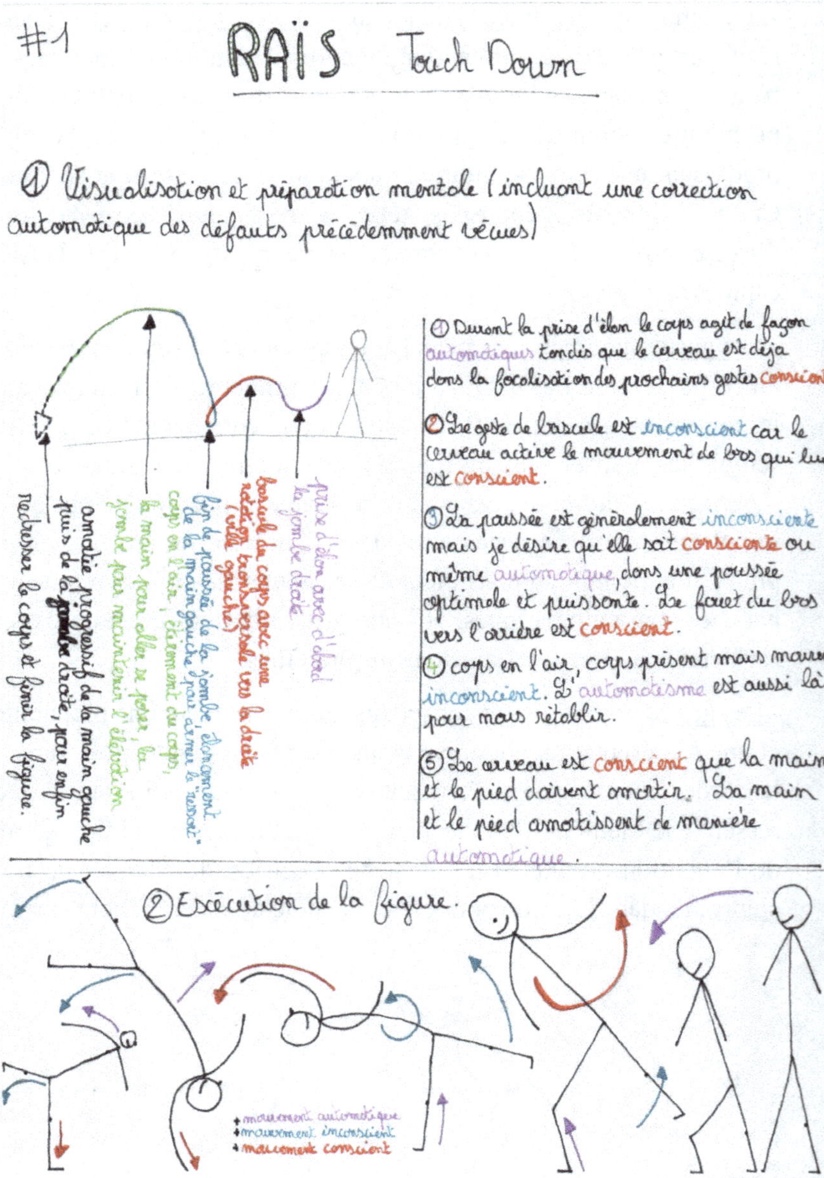

Figure 11 - Description des trois types de gestes

Chaque geste technique devient « le dispositif corporel qui rend réalisable la découverte puis l'incorporation d'un nouveau geste. Le corps devient l'objet d'un "travail d'investissement", produit en fonction de la perception du cirque d'origine »[1]. Certes anticiper mentalement dans une représentation cognitive, répétition imaginaire de l'acte moteur à produire, prépare le corps du sujet à l'expérience mais seule la pratique physique incorpore de nouvelles données sensorielles dans une expérience : « le corps du circassien, exposé à l'effort constant, est le lieu où s'exerce la domination de la discipline et de la vigilance »[2]. Contrairement à cette analyse sociologique de la domination et de la mise en spectacle des corps, nous avons privilégié au contraire les modes d'acquisition et le travail réel du corps notamment à l'entraînement.

10. Formes de réinvestissement des savoirs expérientiels pour l'apprentissage des gestes professionnels

Réinvestir ses savoirs expérientiels suppose qu'ils ne restent pas si intérieurs : pour l'apprentissage des gestes professionnels, le dessin est aussi un autodesign. Car dresser le dessin de soi c'est définir son design professionnel[3] en cartographiant les compétences mais aussi les vulnérabilités jusque-là invisibilisées.

Cette étude du cirque intérieur, décrit par Philippe Goudard[4], analyse ici comment l'activité interne du corps vient affoler la perception du corps vécu à travers une profusion sensorielle et émotionnelle.

Si le corps est bien cette archive vivante, le dessin semblait la méthode la plus appropriée pour rendre visible ce regard mental et intérieur, parfois intime. Car, à la différence de la photographie qui révèle l'objectivité du geste, le dessin provient de la conscience que le sujet a de lui-même : en effet à travers la perception des signaux corporels (*body-reading*), les traits du dessin

---

[1] Fagot, Sylvain (2010). *Le cirque. Entre culture du corps et culture du risque*, L'Harmattan, coll. « Logiques sociales », p. 50.

[2] *Idem*, p. 55.

[3] Clot, Yves, Fatia, Daniel (2020). Genres et styles en analyse du travail Concepts et méthodes, *Travailler*, 4/4.

[4] Goudard, Philippe (2010). Le cirque intérieur, in *Scénographie, 40 ans de création*, Luc Boucris, Jean-François Dusigne et Romain Fohr (Eds.), Montpellier/Vic-la-Gardiole, L'Entretemps, pp. 47-53.

établissent une correspondance entre ce qui est ressenti dans le corps et ce qui est perçu à travers la conscience.

Ainsi les dessins présentent cet espace péri-personnel qui exprime comment « nous prenons vraiment conscience du caractère fondamentalement flou et malléable de la scission subjective entre l'intérieur et l'extérieur »[1]. Cette différence entre l'intérieur et l'extérieur est clairement apparente dans les dessins de conscience présentés ici : d'une part l'image corporelle qui est une « représentation visuo-spatiale et conceptuelle d'une vaste gamme de propriétés du corps » et d'autre part le schéma corporel qui est « une représentation sensori-motrice précise des propriétés corporelles posturales (position des membres) et structurelles (mensuration, flexibilité des articulations, force musculaire) dans le but de le guider au mieux dans la planification et le contrôle de l'action »[2].

L'intérêt de la production de ces dessins de conscience est de favoriser la conscience de sa santé interne et de ses émotions intimes lorsque le corps est en action. Car l'affection est présente dans la vivacité du corps vivant et les gestes ont la « capacité à véhiculer leur intensité, et avec elle une certaine teneur d'affect ou d'émotion que chacun ressent »[3]. Rendre visible pour soi, pour les autres, notamment ses partenaires et entraîneurs, favorise une compréhension des conditions vécues de la performance : d'une part une auto-santé par une connaissance de la chronogénèse de ses apprentissages et d'autre part une régulation émotionnelle par une cartographie de la vitalité du corps.

Tenir le journal de son corps trouve avec les dessins de conscience les techniques pour représenter le temps, l'espace corporel et les sensations internes du corps. Le suivi professionnel à travers la chronogénèse et les dessins successifs dans le cours de l'apprentissage favorise une auto-santé et un développement de la connaissance intérieure. Les traces indiquées par les couleurs sur les dessins sont autant de relevés quantitatifs et qualitatifs sur les épreuves traversées.

---

[1] De Vignemont, Frédérique,2023). *Désenchanter le corps. Aux origines de la conscience de soi,* Paris, Odile Jacob, p. 166.
[2] *Op. cit.,* p. 97.
[3] Dibi-Huberman G. *La survivance au bout des doigts, Brouillard de peines et de désirs*, Paris, Minuit, p. 290.

Mais les dessins de conscience, dans une pratique d'émersion, laissent passer à travers le filtre perceptif les entrées sensorielles. L'émersiologie, comme la phénoménologie jointe ici aux neurosciences, fait émerger cette sensibilité interne par le mouvement ascendant de la formalisation graphique. Déjà Pierre Vayer précisait que chez l'enfant de deux à cinq ans l'activité graphique dans une expression spontanée engageait à la fois une éducation de la main, une éducation visuo-motrice, une organisation dans l'espace du tableau »[1].

Comment expliquer que la théorie du corps, en tant que croyance subjective, soit d'une efficacité suffisante pour servir de carte sensorielle au sujet, alors que les mécanismes réellement à l'œuvre dans le corps vivant, notamment au niveau du cerveau et de ses afférences sensorielles, dessinent une autre cartographie[2] ? Ainsi les dessins, Paul Schilder le notait déjà en 1934 dans son livre sur *l'Image du corps*[3], dévoilent bien la connaissance et l'expérience sensorielle de l'image du corps : « certaines parties de la surface du corps les impressions tactiles, thermiques et douloureuses, les sensations qui viennent des muscles et de leurs gaines, et renseignent sur la déformation du muscle ; des sensations qui nous viennent de l'innervation des muscles (sens énergétique, von Frey) ; des sensations enfin nous parviennent des viscères. Par-delà ces sensations, nous éprouvons de façon directe qu'il y a une unité du corps ». Ainsi une clinique émersive des sensations internes est mise en œuvre.

11. Conclusion

Pendant une décennie, nous développions les vulnérabilités des circassiens par l'émersiologie au Cnac. Celles-ci sont particulièrement visibles si l'on cherche à comprendre les relations entre le corps vivant et le corps vécu. Elles se révèlent particulièrement dès lors que l'expérience corporelle des sujets est analysée en relation avec eux.

---

[1] Vayer Pierre 1971). *Le dialogue corporel*, Paris, Doin, p. 38.

[2] Cette section reprend l'article suivant : Andrieu, Bernard, Bender, Raoul, Collard, Jonathan, Dietrich, Gilles, Fasoli, Gérard et Thomas, Cyril (2022). Théories du corps lors de l'émersion de ses sensations internes : les dessins de conscience au Centre National des Arts du Cirque, *L'Évolution psychiatrique*, vol. 87, n°1, mars 2022, pp. 10-11.

[3] Paul Schilder (1980). *L'image du corps*, traduit par François Gantheret et Paule Truffert, Paris, Gallimard, p. 35.

En effet, ces élèves artistes ont une expertise profonde de leurs vulnérabilités, comme nous le voyons dans leurs productions, à l'intérieur même de la performance sportive[1] : les conditions d'existence dans les cycles d'entraînement mais aussi les variations de la vitalité émersive[2] influencent la performance comme les émotions, la douleur et l'effort, les rythmes de vie (préparation physique, entraînement), la gestion de la santé et l'économie des besoins (sommeil, alimentation, récupération…)[3].

La recherche, présentée ici, démontre qu'avec la combinaison des films en Go-Pro, l'autoconfrontation et leurs dessins de conscience, les circassiens livrent une nouvelle description incarnée du vécu de leur corps vivant : le dessin de conscience[4] formalise, colore et annote ce qui « émerse » involontairement du corps vivant ; il montre l'intérieur et l'intime jusque-là invisibilisés par le souci de l'excellence du geste. Sous cette perfection acquise au prix d'un entraînement expert, la représentation de l'activité vulnérable du monde corporel[5] éclaire d'un jour nouveau la micro-performativité des arts vivants[6].

•

---

[1] Andrieu, Bernard (2021). Au contact du vivant : vers une danse émersive, *Repères, cahier de danse*, vol. 46, n°1, pp. 27-30.

[2] Poli, Antonella, Andrieu, Bernard et Bernard, Anaïs (2022). Emersive gesture in dance: a direct connexion with living body, *Azimuth. Philosophical Coordinates in Modern and Contemporary Age*.

[3] Goudard Philippe (2001). Esthétisme du risque au cirque : du corps sacrifié au corps abandonné, in J.-M. Guy, P. Goudard, E. Wallon, P. Jacob & B. Aribarech, *L'école en piste, les arts du cirque à la rencontre de l'école*, Paris, Ministère de la Jeunesse, de l'Education Nationale et de la recherche, pp. 17-21.

[4] Andrieu, Bernard, Traversi, Bruno (2022). Le mandala comme espace originel, du dessin à la danse, selon C. G. Jung, *Déméter*, n°7, https://www.peren-revues.fr/demeter/460, consulté le 1er décembre 2022.

[5] Andrieu, Bernard (2010). *Le monde corporel : de la constitution interactive du soi*, Lausanne, L'Age d'Homme.

[6] Andrieu, Bernard, Bernard, Anaïs, Cipoletta, Giorgio, Marussich, Yann et da Nobrega, Petrucia (2020). Emersive Microperformativity: On Physiological Mediation, in Yann Marussich's immobile performances, *Performance Research*, vol. 25, issue 3, pp. 137-144.

CHAPITRE 4, *SAVOIRS EXPERENTIELS EN EPILEPSIE ET LEUR USAGE FORMATIF PAR L'IMAGE, Vanessa Rémery*[1], *Long Pham Quang*[2], *Myriam Meuwly*[3]

1. Introduction

Les schémas de production et de reconnaissance des savoirs dans le domaine de la santé se modifient profondément : progressivement les expertises spécifiques des personnes malades ou en situation de handicap, proches aidantes et celles qui les accompagnent au quotidien émergent comme sources de savoirs légitimes, reconfigurant les frontières épistémiques avec les actrices et acteurs du milieu médical (Jouet, Flora & Las Vergnas, 2010 ; Tourette-Turgis, 2010). Cette reconnaissance par les politiques publiques de la légitimité de ces personnes et des savoirs expérientiels dont elles sont porteuses, a été au cœur de la recherche-action présentée dans ce chapitre.

Commanditée par le Centre national de ressources pour les handicaps rares (CNRHR) à composantes Épilepsie Sévère, qui a pour vocation d'améliorer, par son expertise, la qualité de vie des personnes concernées par la déficience grave et l'épilepsie sévère, la recherche-action a proposé une démarche de valorisation des savoirs expérientiels de personnes proches aidantes et de professionnel.les de l'accompagnement et du soin. Cette démarche d'accompagnement a pris place au sein de la communauté de pratiques « Épilepsies et Handicap » en Région Pays-de-Loire - Bretagne dans le cadre d'ateliers proposés aux membres. L'exploitation des données co-produites avec les participant.es lors des ateliers a permis la mise à disposition, pour le Centre national de ressources partenaire, des prémisses d'une base de savoirs expérientiels sur l'épilepsie. Constituée de capsules vidéo, elles témoignent de situations vécues par les personnes proches aidantes et les professionnel.les du soin et de l'accompagnement. L'enjeu de la diffusion de cette base de savoirs expérientiels vise l'amélioration des conditions de vie et d'accompagnement des personnes concernées par l'épilepsie sévère.

Dans le cadre de ce chapitre, nous proposons de relire le projet de recherche-action au prisme de la problématique de cet ouvrage, mettant au

[1] Département d'éducation et de formation spécialisées, Université du Québec à Montréal, Québec.
[2] Laboratoire interdisciplinaire du politique Hannah Arendt, Université Gustave Eiffel, Paris-Est-Sup, France.
[3] Workstreams, Genève, Suisse.

centre de la réflexion la production et l'instrumentation des images de la vulnérabilité dans une visée formative. Il s'agira d'étudier comment les images produites dans le cadre de la recherche-action rendent compte de l'expérience de personnes proches aidantes, accompagnantes et soignantes aux prises avec des situations de prise en charge de l'épilepsie sévère, et comment ces images peuvent devenir non seulement des moyens de compréhension de leur vulnérabilité, mais aussi des moyens d'agir sur/avec/contre/pour cette vulnérabilité. L'utilisation en recherche de ces images à des fins de formation soulève des questions relatives à la démarche de conception du dispositif tel qu'il a été imaginé par l'équipe de recherche et le commanditaire.

Nous proposons ainsi d'expliciter la fonction médiatrice du dispositif déployé pour cette communauté de pratiques et de questionner sa capacité à soutenir des développements potentiels pour encourager l'autonomie, la créativité et les possibilités d'agir des personnes aidantes et professionnelles concernées. Les résultats s'attacheront ainsi à décrire ce qu'il en est de l'activité propre des personnes dont les images donnent à voir et à penser leur vécu de vulnérabilité en épilepsie. Il s'agira aussi de questionner les enjeux développementaux de l'activité des personnes à partir des images produites tout autant pour celles dont l'expérience de la vulnérabilité est visibilisée que celles auxquelles est donnée à voir cette expérience.

Dans cette perspective, nous structurerons l'écrit de la manière suivante. L'accompagnement des individus présentant une épilepsie sévère par des personnes aidantes et professionnelles constituent le contexte de la recherche. Lequel permet de prendre en compte le caractère rare de ce handicap en ses effets notamment d'isolement des personnes et de leurs proches concernés. Dans un temps second, sera exposée la problématique théorico-méthodologique. Elle vise à identifier les conditions selon lesquelles le vécu et la mise en mots de la vulnérabilité des personnes accompagnées, soignants et proches aidants, peuvent faire l'objet d'un savoir expérientiel dans une visée formative et de recherche. Pour illustrer cette problématique, deux cas emblématiques seront choisis, David, infirmier en maison d'accueil spécialisé, et Mickaël, aide-soignant en foyer d'accueil médicalisé. Les résultats obtenus confirment l'importance de la communication en situation de crise, et précisent également la ressource formative générée par le processus auto-évaluatif des intéressés, en particulier celle concernant la gestion des critiques issues de l'environnement.

2. Contexte de la recherche

L'accompagnement de l'épilepsie sévère : une expertise rare

L'épilepsie sévère est un handicap rare qui, selon la Haute autorité de santé en France (HAS, 2007), relève d'une affection neurologique chronique caractérisée par des crises récurrentes et imprévisibles résistant aux traitements conventionnels. Cette caractéristique pose des défis considérables pour les patient.es et les professionnel.les du soin et de l'accompagnement. L'épilepsie sévère est souvent associée à une déficience intellectuelle ainsi qu'à des troubles cognitifs, moteurs et/ou sensoriels (CNRHR, 2019). Mais d'autres pathologies chroniques évolutives, telles que des maladies cardiaques, digestives ou neurologiques, peuvent également se manifester. Quand des déficiences graves sont associées à des épilepsies sévères, une expertise particulière et des savoirs spécialisés, souvent rares, sont nécessaires. Le CNRHR à composantes Épilepsie Sévère[1] a pour mission notamment d'organiser et de diffuser ces savoirs en documentant les situations complexes requérant des combinaisons d'expertises rares et très spécialisées, en formalisant les pratiques, ou même en participant à la recherche

La communauté de pratiques « Épilepsie et Handicap »

Les situations de handicap liées aux épilepsies sévères sont caractérisées non seulement par leur rareté, mais aussi par l'isolement vécu autant par les familles que les professionnel.les. Cet isolement s'explique par l'éclatement territorial des expertises nécessaires à la prise en charge des épilepsies sévères (CNRHR-FAHRES, 2017). Pour favoriser et renforcer les collaborations, le CNRHR à composantes Épilepsie Sévère a soutenu la création de la communauté de pratiques « Épilepsies et Handicap ». Cette communauté apporte des réponses aux difficultés rencontrées en proposant aux membres de se rassembler pour partager et apprendre les uns des autres dans le but de mutualiser des savoir-faire et de créer des ressources.

Les objectifs de la recherche-action

Notre recherche-action s'ancre dans le projet de développement de la Communauté de pratiques « Épilepsies et Handicap ». Elle a visé, d'une part, à accompagner des membres volontaires de la communauté de pratiques dans

[1] Ont le statut de coauteurs, Aymeric Audiau et Charlène Bedel, Centre National de Ressources Handicaps Rares Épilepsies Sévères, France (FAHRES) ayant contribué à l'élaboration de ce chapitre, https://fahres.fr/

une démarche d'expérimentation centrée sur la valorisation de leurs savoirs d'expérience à partir de situations vécues et partagées de vulnérabilité liées à l'épilepsie sévère. D'autre part, elle a exploré les conditions de circulation et les modalités de diffusion de ces savoirs expérientiels au sein de la communauté par le CNR, en proposant la conception d'un corpus de savoirs expérientiels en épilepsie basé sur l'image.

Cette intervention s'est inscrite dans un contexte social et scientifique où la reconnaissance et la valorisation des savoirs d'expérience des professionnel.les et des personnes proches aidant.es sont cruciales pour l'accompagnement des personnes en situation d'épilepsie sévère. L'innovation de ce projet de recherche-action réside dans la méthodologie proposée pour soutenir le développement de la communauté « Épilepsies et Handicap ». Des apports structurés et un étayage ont été mis en œuvre pour favoriser le partage et la valorisation des savoirs expérientiels. La valeur ajoutée du projet repose sur l'expérimentation de différentes méthodes de co-production de ces savoirs expérientiels basées notamment sur l'analyse de l'activité, la création d'un premier corpus de savoirs expérientiels et l'utilisation de modalités d'apprentissage collaboratives et participatives.

3. Documenter l'expérience des personnes accompagnantes, soignantes et proches aidantes : une vulnérabilité porteuse en termes de formation

De l'expérience en « première personne » aux savoirs expérientiels en épilepsie

Ce projet s'est adossé à une perspective anthropologique dans le champ de la formation centrée sur l'analyse de l'activité (Barbier, 2019). L'objectif de cette perspective est de documenter des formes d'activités relatives à des pratiques sociales spécifiques et l'expérience singulière des actrices et acteurs qui leur sont associées (Barbier et Durand, 2010, 2017). Dans ce cadre, nous avons étudié des pratiques d'accompagnement et de soin de personnes atteintes d'épilepsie sévère, afin d'analyser les « vécus de vulnérabilité » (Breton, 2020) des professionnel.les soignant.es, accompagnant.es ou proches aidant.es, et les savoirs expérientiels qui en découlent.

Notre démarche a mis au centre l'expérience, telle qu'elle est vécue en situation, en privilégiant un recueil de données centré sur la documentation des processus de pensées et d'actions en « première personne » (Berger, 2014). Pour Depraz (2011, 62), parler en première personne, « c'est adopter, selon l'expression de Vermersch (1994), une "prise de parole incarnée", c'est-à-dire entrer dans un régime d'expression qui manifeste à plein la réalité concrète d'un contact avec ce que l'on vit au moment où je le formule ». Autrement dit, on s'est intéressé à accompagner les participant.es aux ateliers dans la mise en mots de vécus liés à des pratiques situées dans l'espace (un lieu précis) et dans le temps (à un moment donné) dans des situations concrètes.

Une attention est alors donnée « aux procédés d'actions, aux actes et gestes de perception, aux phénomènes attentionnels, qui sont autant de dimensions qualitatives du vécu. » (Breton, 2024, 116). Le savoir expérientiel se pense ici en relation avec cette expérience vécue, plus précisément comme « une composante de l'expérience éprouvée dans le présent vivant » (*Ibid.,* 110). Le régime narratif choisi par l'explicitation des dimensions du vécu en première personne privilégie une manifestation des savoirs expérientiels selon une perspective descriptive, située et incarnée (Rémery, 2015 ; Breton, 2023).

> Les savoirs expérientiels sont des savoirs singuliers, en première personne. Ils sont singuliers parce qu'ils se constituent au cours de la vie du sujet, de manière tacite, en fonction de ce que les situations vécues nécessitent. Ils sont "en première personne" parce que leur expression suppose de maintenir une référence lorsqu'ils sont portés au langage : celle de la singularité du vécu à partir duquel s'édifie la mise en mots (Breton, 2020a, 6).

La vulnérabilité n'est ici pas considérée d'un point de vue extérieur à l'expérience personnelle pouvant en être faite, au contraire elle est étudiée par la sollicitation d'un récit narratif à partir du point de vue du sujet qui en fait l'expérience (Breton, 2020b). Ce sont ainsi les dimensions expérientielles éprouvées au cours de moments de l'existence durant lesquels le sujet fait l'expérience de la vulnérabilité qui nous intéressent (Breton, *ibid.*). Les récits de vécus de la vulnérabilité liés aux activités d'accompagnement de l'épilepsie sévère invitent à se pencher sur les capacités d'action déployées par les personnes en situation desquelles des savoirs d'expérience sont formalisables.

Les témoignages des professionnel.les soignant.es, ou accompagnant.es, et proches aidant.es confrontés au handicap épileptique sévère ne sont plus perçus comme l'expression subjective d'une condition singulière - éminemment liés aux personnes qui les détiennent - elles sont désormais le moyen d'accéder à des savoirs expérientiels « utiles » au plan collectif, acquérant une valeur pour des personnes avec des expériences similaires (Hejoaka, Simon & Halloy, 2019 ; Godrie, 2022).

Des récits narratifs d'accompagnement de l'épilepsie sévère pour la création de supports vidéo à visée formative

Il existe un relatif consensus dans la littérature scientifique sur le fait que les savoirs expérientiels s'enrichissent au sein d'espaces collectifs (Borkman, 1976 ; Gardien, 2017 ; Godrie, 2016, 2022, 2024) favorisant, par des configurations sociales et interactionnelles spécifiques, le partage de situations vécues. Les groupes de pairs reconnaissant un vécu commun sont des espaces privilégiés pour nommer, expliciter et collectiviser des savoirs d'expérience (Gardien, 2020 ; Thievenaz & Tourette Turgis, 2015). Dans cette perspective, le projet s'est appuyé sur des ateliers collectifs destinés à fédérer les membres de la communauté de pratiques, professionnel.les du soin, de l'accompagnement, et les proches-aidant.e.s, autour d'un objectif commun de partage de savoirs d'expérience et de développement de ressources en épilepsie.

Cette expérimentation s'est déroulée en trois cycles d'ateliers de co-production de savoirs expérientiels, chacun animé par un membre de l'équipe de recherche, dans plusieurs villes de la région Pays-de-Loire - Bretagne. Chaque cycle d'ateliers, prévu sur cinq journées de six heures, a été adapté au contexte sanitaire de la pandémie de Covid-19 et a finalement été réalisé entre mai et novembre 2021. Les ateliers, accueillant de cinq à dix participant.es volontaires, accordaient une place centrale aux proches aidant.es et aux professionnel.le.s (aide médico-psychologique, infirmièr.e, éducateur.rice, aide-soignant.e, etc.) favorisant la synergie des expériences. Les prérequis à la participation aux ateliers incluaient une expérience actuelle d'accompagnement de personnes en situation de handicap épileptique, la capacité de documenter des situations d'accompagnement quotidien, et le consentement à partager son expérience et à être filmés pour la création de capsules vidéo.

La méthodologie de ces ateliers combinait différentes techniques d'entretien basées sur l'explicitation (Vermersch, 1994) pour documenter l'expérience des participant.e.s. Ces techniques ont permis aux participant.e.s de mettre en mots leur vécu, de l'expliciter et de formaliser leurs savoirs expérientiels. Nous avons ainsi exploré les spécificités des expériences vécues par les un.es et les autres, et travailler à mettre en évidence des manières d'agir parfois communes dans des situations singulières afin de favoriser des phénomènes de résonance (se reconnaître dans l'expérience d'autrui) et d'apprentissage par mimétisme : les personnes proches aidantes ou professionnel.les peuvent s'inspirer de cette expérience vécue pour transformer leur propre activité. Les participant.es ont été invité.es également à co-analyser les données produites. Il pouvait s'agir d'analyser le questionnement de l'intervieweur relativement à la démarche expérimentée pour se perfectionner dans l'apprentissage de la technique d'entretien, ou d'analyser les expériences explicitées des personnes interviewées lors des exercices proposés en vue de participer à la création des ressources pédagogiques qui nourrissent la base de savoirs expérientiels.

4. Prémisses d'une base de savoirs expérientiels en épilepsie

La captation filmique, l'analyse des expériences vécues et la formalisation des savoirs expérientiels des participant.es aux ateliers ont mené à la conception de plusieurs capsules vidéo. Celles-ci ont été montées de sorte qu'elles suscitent une prise de conscience des actions constitutives des situations présentées, une réflexion et un débat chez des personnes vivant et/ou travaillant auprès de personnes atteintes d'épilepsie sévère, permettant ainsi le partage à une communauté de pratique élargie en épilepsie. L'exploitation des données co-produites avec les participant-e-s a ainsi nourri une base de savoirs expérientiels unique et originale sur l'épilepsie reposant sur la création de capsules vidéo au plus proche des situations vécues par les professionnel.les et les personnes proches aidantes. Les capsules vidéo ont été transmises au Centre de ressources afin d'évaluer leur pertinence et d'organiser leur diffusion. Ces ressources permettent de mieux comprendre les situations d'accompagnement vécues, de comprendre les enjeux de vulnérabilité dont elles sont porteuses pour les personnes et les stratégies mises en place dans les situations explorées.

Différentes thématiques ont été documentées par les expériences des participant.es à l'occasion des trois cycles d'ateliers de co-production de savoirs expérientiels qui se sont tenus en 2021. Par exemple, comment repérer les signes annonciateurs d'une crise ; comment prendre la décision au cours d'une crise d'appeler un médecin ou d'administrer des médicaments ; comment « gérer » l'attente et l'angoisse liée à la vie de personne en crise ; comment se coordonner, dédramatiser les crises, l'angoisse et les craintes des autres, résident.es, collègues ; comment accompagner la récupération après une crise ; comment passer le relais aux équipes et faire confiance dans la prise en soin de son enfant ; comment rassurer un parent, etc. De ces thématiques, un travail d'analyse a été conduit par l'équipe de recherche pour identifier les « situations typiques » en jeu. Une structuration a ensuite été opérée pour construire une première architecture de la base de savoirs expérientiels en épilepsie.

Dans les sections suivantes, nous proposons deux études de cas permettant de donner à voir deux problématiques relatives à la gestion de la crise épileptique sévère, à travers le prisme d'enjeux communicationnels, verbaux mais aussi posturaux, et d'enjeux relationnels contrastés au sein des rapports entre soignants, entre méprise et incompréhension.

Illustration avec David, infirmier en maison d'accueil spécialisé

David est infirmier dans une maison d'accueil spécialisée (MAS) qui accueille des personnes en situation de handicap, y compris celles souffrant d'épilepsie sévère. À travers son cas, nous illustrons comment son expérience de la prise en charge d'une personne épileptique a été analysée pour mettre en évidence les questionnements sous-jacents à cette situation et les savoirs expérientiels qui en découlent. Nous montrons aussi comment la capsule vidéo de ce témoignage peut enrichir la formation et les pratiques d'accompagnement en épilepsie.

Contexte et enjeu de la situation

David travaille depuis cinq ans dans une MAS, où il est régulièrement confronté à des situations de crises épileptiques chez les résidents. L'un des défis majeurs qu'il rencontre est la gestion des crises en milieu collectif, où chaque crise peut non seulement mettre en danger la personne en crise, mais aussi provoquer de l'angoisse et de la confusion chez les autres résident.es.

La situation de David met en évidence une double vulnérabilité. D'une part, il se retrouve dans une situation de vulnérabilité en raison de l'incertitude et du stress associés à la gestion d'une crise épileptique en temps réel. D'autre part, il est vulnérabilisé par le regard critique de ses collègues, en particulier lorsqu'il doit justifier ses actions en l'absence de certitudes médicales absolues. Cette expérience souligne l'importance de la communication et de la collaboration au sein de l'équipe, ainsi que la nécessité de développer des capacités d'argumentation et de justification pertinentes face aux éventuelles critiques.

La situation explicitée

Lors d'un atelier de co-production de savoirs expérientiels, David a partagé une expérience particulièrement marquante impliquant un résident dit trisomique devenu épileptique récemment. Ce jour-là, alors qu'il faisait les transmissions orales avec ses collègues de l'après-midi et du soir, David reçoit un appel d'une aide médico-psychologique (AMP) l'informant qu'un résident, Stéphane, ne se sent pas bien. Connaissant les antécédents récents de crises épileptiques de Stéphane, David suspecte immédiatement une crise. Avec l'aide d'un de ses collègues infirmiers présents, David se rend auprès de Stéphane :

> Le fait d'être à deux, c'est déjà plus rassurant pour moi parce que c'est aussi une situation, même si j'ai l'habitude des crises d'épilepsie, chez cette personne c'est une situation nouvelle. Je sais pas comment je vais me retrouver donc c'est plus rassurant de la part de la personne de journée de me le proposer.

En arrivant, ils trouvent le résident inconscient, tremblant, les yeux fermés, et l'équipe éducative en situation de transmission : « Ça fait facilement huit personnes plus nous deux. Donc on est une dizaine dans un petit salon qui doit faire 15 m^2 avec d'autres résidents à côté. ». Les observations de David confirment ses soupçons d'une crise d'épilepsie. En tant qu'infirmier expérimenté, David coordonne la situation de prise en charge, par ses actions et ses décisions. L'explicitation de la situation montre qu'il a su maintenir sa place comme infirmier malgré les critiques et les doutes, montrant ainsi l'importance de l'affirmation de soi en situation de crise. David a pris des décisions cruciales pour la sécurité du résident, telles que le placer dans un lit sécurisé avec une barrière, en l'absence de prescription de contention. Ces décisions montrent sa capacité à agir dans l'urgence tout en assurant la sécurité de ses patients.

Défis et savoirs expérientiels en jeu

Pendant la gestion de la crise, David a dû faire face à un commentaire critique de la part d'une animatrice sportive présente sur les lieux, qui s'est interrogée sur l'absence de consultation immédiate d'un médecin : « Tu te rends compte, il ne prévient même pas le médecin. » Ce commentaire a mis en lumière plusieurs défis que David a dû surmonter.

David, fort de son expérience et de sa connaissance des antécédents médicaux de Stéphane, a jugé qu'il n'était pas nécessaire de contacter immédiatement un médecin. Cette décision montre la confiance en ses compétences cliniques et son jugement professionnel. Cependant, le commentaire de l'animatrice sportive a souligné la pression sociale et le jugement immédiat que David a ressenti de la part de ses collègues. Cette pression a amplifié son stress et ses doutes quant à ses décisions :

> Je pense que c'était pas méchant de sa part mais moi je l'ai mal vécu, le fait que je sois remis en question en fait dans ma pratique et qu'elle ne me fasse pas confiance [...] j'ai l'impression qu'elle veut se mêler du côté médical alors que c'est pas forcément sa place. Je me suis dit très clairement de quoi elle se mêle en fait.

Lors de l'explicitation, David a exprimé une crainte de se tromper et d'être tenu responsable en cas de mauvaise décision :

> Ça m'a interpellé dans la voiture en quittant mon boulot « merde » et ça m'a fait réfléchir si jamais c'était pas ça et que je me suis trompé. Qu'est-ce qui se passe derrière ? Est-ce qu'on va me le reprocher d'avoir agir comme ça. Par la suite il s'avère que j'ai eu le bon diagnostic parce que c'était ça mais on a toujours peur, on pense toujours au pire. Est-ce qu'on a bien agi ? »

Cette peur est courante en situation de crise, où chaque décision peut avoir des conséquences importantes. Après la crise, David a longuement réfléchi à son intervention, se demandant s'il avait bien agi et envisageant ce qu'il aurait pu faire différemment. Cette réflexion montre l'importance de l auto-évaluation et de l'apprentissage continu.

Pour répondre aux critiques et clarifier ses décisions, David a discuté avec ses collègues de l'équipe infirmière après la crise. Il a expliqué pourquoi il n'avait pas contacté immédiatement un médecin, en s'appuyant sur les informations récentes et le diagnostic établi. Il a également justifié ses actions auprès de l'animatrice sportive, renforçant ainsi la transparence et la compréhension des décisions prises. David a reconnu qu'une communication claire et rassurante est essentielle, non seulement pour informer ses collègues mais aussi pour maintenir la confiance et la cohésion de l'équipe.

Réflexivité et pistes d'amélioration

L'exercice de réflexivité induit par la démarche et le film a permis à David de revenir en détail sur la situation vécue. En revisitant l'événement, il a pu identifier des pistes d'action face à la situation de vulnérabilité vécue. David a envisagé plusieurs stratégies pour mieux gérer les critiques et renforcer la confiance en ses décisions.

David a notamment compris l'importance d'une communication proactive. En anticipant les réactions de ses collègues, il peut mieux préparer ses explications et justifications dès le début de la prise en charge.

> J'aurais pas dû forcément réagir comme ça. Peut-être que ce serait mieux passé en expliquant [...] très certainement mais je pouvais pas mettre de certitude et dans ce cas-là je ne veux pas lui en parler directement et lui dire « écoute il y a ça ça ça ». Vu que je n'étais pas certain et sûr de moi, je ne voulais pas avoir une discussion avec elle parce que y'a toujours cette part d'incertitude et si jamais c'est autre chose et que je me plante, j'ai toujours peur que cette personne m'accuse « on a bien vu on était là, il a fait ça, il a mal réagi ». Du coup il y a toujours ce sentiment de gêne.

Par exemple, dès l'arrivée sur les lieux, il a identifié qu'il pourrait expliquer brièvement son plan d'action aux professionnel.les présent.es, incluant la nécessité d'éloigner les personnes et les raisons pour lesquelles il ne contacte pas immédiatement un médecin.

> Peut-être le point que j'aurais dû améliorer c'était que j'aurais dû demander à l'équipe de sortir de la pièce, d'en garder un ou deux qui me décrivent la situation, qui a vu en premier « est-ce que tu peux me décrire et rester ? Les autres est-ce que vous pouvez continuer vos transmissions ? »
>
> C'est pour ça que moi j'aime bien lors des moments de crises, entre guillemets, d'être un minimum de professionnels parce que ça permet de déstresser, de ne pas avoir plein de regards sur soi sachant qu'on va être acteur de la situation, qu'on attend de nous d'être acteur et de prendre en main la situation. Du coup deux à trois personnes c'est très bien. Ça permet d'avoir une personne à côté de soi et une autre qui peut aller chercher du relais, de l'aide, du matériel.
>
> J'ai déjà été confronté à une autre situation, pas autour de l'épilepsie, mais dans une situation où il y a beaucoup de personnes dans la même pièce et j'aime pas forcément ça. Et du coup en en ayant parlé avec d'autres collègues, j'aurais peut-être dû garder une personne. Dire y'a une personne qui reste. On est trois maintenant avec le collègue infirmier ça va aller. Sauf que j'ai dû mal à être directif et donner des ordres. J'ai toujours peur de blesser les collègues en disant « vous pouvez retourner à vos occupations ». Parce que c'est une situation anormale, inhabituelle et du coup les gens veulent savoir, il y a la curiosité humaine qui fait que on veut voir ce qui se passe. Et j'ai toujours peur de blesser en disant « s'il vous plait, est-ce qu'on peut rester moins nombreux ? »

<u>Impact et perspectives</u>

L'expérience de David et son implication dans la co-production de savoirs expérientiels ont eu plusieurs impacts positifs. Les stratégies développées et partagées par David ont été discutées par les autres participant.es lors de l'atelier. La formalisation et la reconnaissance de ses savoirs expérientiels ont renforcé la confiance de David en ses compétences. Les capsules vidéo créées servent désormais de ressources pédagogiques pour d'autres professionnel.les de santé, augmentant la diffusion et l'impact des savoirs expérientiels en épilepsie.

Cette capsule vidéo, basée sur l'expérience de David, constitue une ressource précieuse pour d'autres professionnel.les confronté.es à des situations similaires. Elle permet de visualiser des stratégies efficaces de gestion des crises, de comprendre les dynamiques interpersonnelles en jeu, et d'apprendre à gérer les critiques et la pression sociale de manière constructive. En montrant comment David a navigué à travers sa vulnérabilité, ces vidéos offrent des enseignements pratiques sur la communication et le leadership en situation de crise.

En conclusion, l'illustration avec David montre comment l'expérience en première ligne, analysée et partagée de manière structurée, peut non seulement enrichir la formation des professionnel.les mais aussi améliorer la qualité des soins apportés aux personnes en situation d'épilepsie sévère. L'intégration de cette expérience dans des ressources pédagogiques permet de diffuser ces savoirs précieux et d'améliorer les pratiques professionnelles à une plus grande échelle.

Illustration avec Mickaël, aide-soignant en foyer d'accueil médicalisé

Dans ce cas, nous examinons l'expérience de Mickaël, un aide-soignant expérimenté travaillant dans un foyer d'accueil médicalisé (FAM). Avec vingt ans de service, Mickaël s'occupe quotidiennement de résidents présentant divers handicaps, dont certains sont épileptiques. L'analyse de son témoignage met en lumière les défis pratiques et émotionnels auxquels il est confronté lors de la gestion des crises épileptiques, ainsi que les stratégies qu'il a développées pour y faire face.

<u>Contexte et défi</u>

Le travail de Mickaël est complexe et exigeant, particulièrement lorsqu'il s'agit de gérer des crises épileptiques sans la présence constante d'un.e infirmier.e. L'absence de personnel infirmier pendant certaines journées oblige Mickaël et ses collègues à être autonomes et prêts à intervenir en cas de crise.

La gestion autonome des crises épileptiques place Mickaël dans une situation de vulnérabilité à plusieurs niveaux, comme nous allons le voir à travers l'exemple qu'il a partagé. Tout d'abord, Mickaël a dû gérer la crise d'un résident seul lors d'un repas, sans la présence immédiate d'un infirmier, ce qui est particulièrement fréquent pour les soignant.es travaillant dans des environnements où la supervision infirmière n'est pas toujours disponible. Cette situation l'a mis sous une pression considérable, car il a dû prendre des décisions rapides et cruciales pour la sécurité du résident. L'absence de personnel infirmier et la nécessité de demander de l'aide à des collègues ajoutent une couche de complexité et de stress à la situation. Mickaël a dû maintenir son calme et gérer son propre stress pour ne pas transmettre son anxiété aux autres résidents. Il a utilisé des techniques pour rester centré et efficace, malgré la situation stressante. Ses techniques, que nous présentons ci-après, peuvent résonner pour d'autres personnes soignantes afin d'être mieux préparées à ces situations anxiogènes.

La situation explicitée

Lors d'un atelier de co-production de savoirs expérientiels, Mickaël a partagé une expérience marquante impliquant un résident nommé Gaël, qui a eu une crise d'épilepsie pendant le repas du soir. Mickaël, seul aide-soignant présent dans l'aile du réfectoire où se trouvait Gaël, préparait le repas pour les résidents lorsqu'il a remarqué que Gaël convulsait et était sur le point de tomber, retenu par le mur derrière lui. Mickaël s'est approché rapidement de Gaël et a constaté qu'il avait un morceau de viande coincé dans la bouche. La priorité était de retirer ce morceau pour éviter une obstruction des voies respiratoires. Mickaël a penché Gaël en avant, exercé une pression sur la mâchoire pour retirer l'aliment, puis a placé Gaël en position latérale de sécurité pour assurer sa sécurité pendant la crise. Il a appelé à l'aide ses collègues de l'autre aile du bâtiment tout en continuant à surveiller Gaël pour prévenir tout risque supplémentaire de blessure :

> Tu as besoin d'une autre personne pour t'aider pour envoyer le matériel nécessaire et pour que la personne qui reste avec toi gère le groupe. Donc ce que tu vas faire c'est aller au niveau du couloir. Parce que la distance, y'a à peu près une vingtaine de mètres. Donc tu vas appeler très fort, j'ai besoin d'aide. Normalement la personne va entendre et va venir. Et tu retournes voir Gaël.

Pendant que la collègue est allée chercher le matériel médical nécessaire, Mickaël a dû gérer les autres résidents qui commençaient à s'agiter à cause de l'interruption du repas. Les résidents, habitués à ces situations de crise car fréquentes, ont commencé à poser des questions et à montrer des signes d'impatience ou d'inquiétude. Mickaël a dû les rassurer tout en gardant un œil attentif sur Gaël.

Défis et savoirs expérientiels en jeu

Mickaël a utilisé plusieurs techniques pour rester calme et gérer son stress pendant la crise :

> J'ai mon cœur qui s'emballe, on a tendance à trembler un peu mais c'est tout à fait normal et souvent on réagit sur l'instinct. Dans notre tête ça paraît évident, je sais que la première chose à faire c'est de mettre en sécurité le résident, c'est mon objectif premier, une fois que je sais qu'il est en sécurité, je sais que je dois appeler ma collègue, pour prévenir et faire ce que j'ai à faire. Parce que je sais que je dois appeler le medecin et voir le protocole.

Il a pris de profondes respirations pour se recentrer et éviter de parler fort, ce qui aurait pu inquiéter davantage les résidents : « Moi, souvent, je prends une grosse respiration et ça me permet de me reconcentrer un petit peu ». Mickaël a également maintenu un contact visuel constant avec Gaël, observant ses yeux et ses mouvements pour évaluer la progression de la crise. Il a noté les signes de récupération de Gaël, comme le retour de la conscience et la réduction des convulsions, pour anticiper la fin de la crise :

> Moi j'ai une technique que tu pourras mettre en place aussi (...) Tu peux utiliser le saturomètre. Le fait que tu mettes ça déjà, ça te donne un indice, tu sais déjà pour te rassurer qu'il respire parce qu'en général sur le saturomètre y'a le taux de pourcentage d'oxygène et y'a un pouls. S'il y a un pouls c'est qu'il est en vie. [...] Voilà, moi le fait que j'ai ce petit appareil, je peux me focaliser dessus et ça me rassure intérieurement. Tu te dis ok, il fait sa crise mais là les constantes, il respire bien, il y a un pouls, il n'y a plus qu'à attendre que la crise passe. »

Une autre technique que Mickaël a utilisée était de focaliser son attention sur des tâches concrètes, comme protéger la tête de Gaël des chocs et surveiller la pendule pour chronométrer la durée de la crise :

> En fin de compte tu seras focalisé sur Gaël. Ce sera ta priorité et voir s'il ne se fait pas mal. En général, quand les gens font une crise

> d'épilepsie généralisée tonico-clonique, il y a des tremblements, des tremblements de la tête, donc souvent ils ont tendance à se cogner au niveau de la tête. Ce que tu peux faire, c'est mettre ta main sous sa tête, comme ça ta main absorbe les chocs et du coup c'est un moyen de le mettre en sécurité.

Cela lui a permis de se sentir actif et utile pendant une période autrement anxiogène :

> Prendre un grand bol d'air, c'est ma technique en fin de compte. Le fait aussi de m'occuper du résident, ça va très vite en fin de compte (...) Exactement pendant ce temps au moins j'ai l'impression de faire quelque chose pour lui.

Pendant la gestion de la crise, Mickaël a dû faire face non seulement à l'urgence médicale mais aussi aux réactions des autres résidents. Il a expliqué la situation de manière claire et rassurante pour éviter une panique généralisée. Mickaël a dû rassurer un autre résident qui s'inquiétait pour Gaël, en lui expliquant que Gaël faisait une crise d'épilepsie et qu'il était en train de recevoir l'aide nécessaire.

> Au niveau du bruit les voix s'élèvent et certains résidents, entre autres Benjamin parce qu'il comprend, il va te dire, Gaël malade, Gaël malade. Là il faut que tu lui dises : « Gaël fait une crise d'épilepsie, on est là, ne t'inquiète pas, tout va bien se passer. » Et pour les autres tu leur dis que « Agnès va arriver et qu'ils vont pouvoir avoir le reste du repas ». Pour eux, pour certains, Gaël, il s'en fiche. Pour eux, c'est manger. Ça c'est très important.

Mickaël a également dû se coordonner avec ses collègues pour assurer que les autres résidents reçoivent leur repas et restent calmes. Lorsque sa collègue Agnès est arrivée avec le matériel médical, Mickaël a pu se concentrer sur la surveillance des constantes de Gaël et la coordination des soins post-crise.

<u>Impact et perspectives</u>

La capsule vidéo basée sur l'expérience de Mickaël constitue une ressource intéressante pour d'autres professionnels confrontés à des situations similaires pour plusieurs raisons. Tout d'abord, elle offre une démonstration concrète de stratégies efficaces de gestion des crises épileptiques, servant de guide pratique sur la façon de réagir rapidement et de manière appropriée en l'absence d'un infirmier. En outre, elle illustre l'importance cruciale de la communication et du maintien du calme sous pression, montrant comment ces éléments peuvent positivement influencer l'issue d'une crise. Les techniques spécifiques utilisées par Mickaël pour gérer son stress et assurer la sécurité de Gaël, telles que la respiration profonde et la focalisation sur des tâches concrètes, sont présentées dans la capsule comme des outils pratiques que d'autres professionnels peuvent adopter et adapter à leurs propres contextes. Enfin, cette capsule vidéo agit comme un modèle inspirant, démontrant comment un soignant expérimenté peut naviguer à travers des situations de vulnérabilité et de pression intense, renforçant ainsi les compétences des autres soignants.

5. Éléments de discussion

La recherche-action présentée dans ce chapitre a permis de mettre en lumière la valeur des savoirs expérientiels dans le domaine de l'épilepsie sévère et du handicap. En intégrant les expériences vécues des personnes proches aidants, des professionnel.les de l'accompagnement et des soignant.es, nous avons montré comment ces savoirs peuvent être reconnus et valorisés au sein des communautés de pratique.

L'analyse des résultats montre que la documentation et la formalisation des expériences en première personne, transformées en capsules vidéo, constituent des outils précieux pour la formation continue et le développement des compétences d'accompagnement de l'épilepsie sévère. Ces ressources facilitent non seulement le partage de stratégies pratiques et de connaissances tacites, mais elles contribuent également à la reconnaissance et à la légitimité des savoirs expérientiels, souvent négligés dans les contextes institutionnels et médicaux traditionnels.

Les illustrations des cas de David et Mickaël soulignent l'importance de la communication, de la gestion des critiques, et de l'auto-évaluation dans les situations de crise. Elles montrent également comment les soignants peuvent naviguer dans des environnements de travail sous haute pression, en maintenant leur calme et en assurant la sécurité et le bien-être des personnes épileptiques. Ces exemples concrets enrichissent le corpus de savoirs expérientiels et offrent des modèles inspirants pour les autres professionnels du domaine.

Les images produites dans le cadre de cette recherche-action jouent un rôle clé dans les processus d'apprentissage et de développement professionnel. Elles présentent plusieurs enjeux formatifs. Tout d'abord, elles permettent aux participants d'apprendre en observant les actions et les décisions prises par leurs pairs dans des situations similaires. Cette forme d'apprentissage par procuration est particulièrement efficace pour intégrer des compétences pratiques et pour comprendre les nuances dans les interventions. En visionnant les vidéos, les soignant.es et les aidant.es peuvent adopter une posture mimétique, où ils imitent les comportements et les stratégies observés. Cette imitation consciente aide à internaliser des pratiques efficaces et à les adapter dans leurs contextes d'action.

Les images permettent également aux participant.es de se projeter dans des situations fictionnelles similaires à celles présentées. Cette projection favorise la préparation mentale et émotionnelle à la gestion de crises, en réduisant l'anxiété et en augmentant la confiance en leurs capacités d'intervention. Les capsules vidéo servent de support pour des discussions et des échanges au sein des groupes de pairs. Ces discussions facilitent une réflexion collective sur les pratiques, les défis rencontrés et les solutions possibles, enrichissant ainsi le savoir collectif de la communauté. L'utilisation des vidéos stimule une dynamique de pairage, où les participants peuvent s'identifier aux expériences des autres et échanger des conseils pratiques. Cette dynamique renforce les liens de solidarité et de soutien mutuel, essentiels pour le développement d'une communauté de pratique.

Cette recherche, centrée sur l'utilisation des images comme outils formatifs, prend place, à l'évidence, dans la forte et actuelle dynamique d'accroissement des supports numériques, en particulier suite au Covid-19. La spécificité de l'approche tient au fait qu'il n'existe pas de traitement curatif de l'épilepsie, sinon préventif et symptomatique. Cela implique que la conduite à tenir réside essentiellement dans un accompagnement en sécurité du résident, et aussi à prélever des données cliniques, le plus souvent visuellement sur la personne du résident, afin de mesurer l'intensité de la crise et, le cas échéant, mettre en œuvre les différents protocoles prévus.

6. Conclusion

Cette recherche-action a démontré la pertinence et l'efficacité d'une approche collaborative et participative pour la co-production de savoirs expérientiels. Elle ouvre des perspectives intéressantes pour l'amélioration des pratiques professionnelles et l'autonomisation des proches aidant.es et des soignant.es. La diffusion de ces savoirs constitue une innovation prometteuse pour le développement continu des compétences et l'amélioration des conditions de vie des personnes concernées par l'épilepsie sévère et le handicap. On assiste aujourd'hui à un mouvement d'« institutionnalisation » des savoirs expérientiels au sein du fonctionnement de certaines institutions (Godrie, 2022), comme c'est le cas de la Caisse nationale de solidarite pour l'autonomie (CNSA) qui a fait de cette thématique un axe central de recherche.

La recherche-action a exploré les conditions de circulation des savoirs d'expérience au sein de la communauté de pratique en veillant à éviter l'extractivisme et la réification des savoirs expérientiels (Godrie, *ibid.*). Ces savoirs d'expérience ont constitué des données exploitables à des fins de formation favorisant le partage et la reconnaissance des expertises expérientielles réciproques nécessaires à la consolidation d'une culture d'action (Barbier, 2010) dans le champ de l'épilepsie sévère et du handicap. En les intégrant à une plateforme numérique, ils permettent un usage original des résultats de recherche pour les membres de la communauté de pratique.

Les prochaines étapes du projet consisteront à élargir la base de savoirs expérientiels, à intégrer davantage de témoignages et de situations diverses, et à renforcer les liens entre les différentes communautés de pratique. L'objectif ultime reste de créer un réseau solide de partage de connaissances, capable de soutenir et d'améliorer la qualité de vie des personnes épileptiques et de leurs aidants, tout en favorisant une culture d'action et de collaboration basée sur la reconnaissance des savoirs expérientiels.

Cette approche, centrée sur l'utilisation des images comme outils formatifs, ouvre des avenues nouvelles pour l'apprentissage et le développement professionnel. En exploitant les potentialités des vidéos pour susciter l'apprentissage par procuration, encourager des postures mimétiques, et favoriser des échanges constructifs, cette recherche contribue à la création d'un environnement d'apprentissage capacitant.

7. Références citées

Barbier, J. (2019). Analyse de l'activité. In C. Delory-Momberger (dir.) *Vocabulaire des histoires de vie et de la recherche biographique*, 187-191. Toulouse : Érès.

Barbier, J.-M. et Durand, M. (2003). L'activité : un objet intégrateur pour les sciences sociales ? *Recherche et formation,* 42, 99-117.

Barbier, J.-M. et Durand, M. (2017). *Encyclopédie d'analyse des activités*, Paris, PUF.

Berger, E. (2014). Méthode en première personne et rapport au corps sensible : pour une pratique corporéisée de la description. In N. Depraz (dir.). *Première, deuxième, troisième personne*, 172-194. Bucarest : Zeta Books.

Borkman, T. (1976). Experiential knowledge: A New Concept for the Analysis of Self-help Groups. *Social Service Review*, 50(3), 1976, 445-456.

Breton, H. (dir.) (2020a). Narration du vécu et savoirs expérientiels. *Éducation permanente*, 2020/1, 222.

Breton, H. (2020b). Expression et narration de la vulnérabilité en santé : des modes de donation à l'intégration biographique. *Éducation et socialisation* [En ligne], 57. http://journals.openedition.org/edso/12496

Breton, H. (2023). Régimes narratifs et modes d'existence des savoirs expérientiels en VAE. *L'Orientation scolaire et professionnelle*, 2023, 52/3, 461-475.

Breton, H. (2024). Savoirs expérientiels et narration : donation, acquisition, formalisation. *IUSVEducation*, Supplemento al n° 23, 106-118. https://www.iusveducation.it/savoirs-experientiels-et-narration-donation-acquisition-formalisation/

Centre National de Ressources pour les Handicaps Rares à composante Épilepsie Sévère (2019). *Les épilepsies en quelques mots et quelques chiffres (fiche thématique).* https://fahres.fr/wp-content/uploads/sites/16/2022/12/EPILEPSIE-STAT-VF_2018_-P_P.pdf

Centre National de Ressources pour les Handicaps Rares à composante Épilepsie Sévère - Fédération d'Associations Handicap Rare et Épilepsie https://www.fahres.fr/wp-content/uploads/sites/16/2018/05/RAPPORT-Dimpsy-BAT-mai-2018allege.pdf

Depraz, N. (2011). L'éloquence de la première personne. *Alter*, *19*, 57-64.

Gardien, È. (2017). Qu'apportent les savoirs expérientiels à la recherche en sciences humaines et sociales ? *Vie sociale*, 20, 31-44.

Gardien, È. (2020). *Pairjectivité* : des savoirs expérientiels ni objectifs, ni subjectifs, *Éducation et socialisation* [En ligne], 57. URL http://journals.openedition.org/edso/12581.

Godrie, B. (2016). Vivre n'est pas (toujours) savoir. Richesse et complexité des savoirs expérientiels. *Le Partenaire* (Association québécoise pour la réadaptation psychosociale-AQRP), vol. 24, n° 3, 35-38.

Godrie, B. (2022). Savoir expérientiel. In G. Petit, L. Blondiaux, I. Casillo, J.-M. Fourniau, G. Gourgues, S. Hayat, R. Lefebvre, S. Rui, S. Wojcik, et J. Zetlaoui-Léger (dir.), *Dictionnaire critique et interdisciplinaire de la Participation, DicoPart* (2e ed) [en ligne]. GIS Démocratie et Participation. https://www.dicopart.fr/savoir-experientiel-2022

Godrie, B. (2024). La co-construction des savoirs au prisme de l'épistémologie et des inégalités sociales. *SociologieS* [En ligne]. URL : http://journals.openedition.org/sociologies/11620.

Haute Autorité de Santé (2007). *Guide Affection de longue durée - La 'prise en charge de votre épilepsie - Vivre avec une épilepsie sévère.* https://gnchr.fr/wp-content/uploads/sites/17/2023/01/guide-HAS_patient_epilepsie-2007.pdf

Hejoaka, F., Halloy, A., Simon, E. (2019). Définir les savoirs expérientiels en santé : une revue de la littérature en sciences humaines et sociales. In E. Simon, S. Arborio, A. Halloy, F. Hejoaka (dir.). *Les savoirs expérientiels en santé : fondements épistémologiques et enjeux identitaires*. Nancy : Presses universitaires de Nancy - Éditions universitaires de Lorraine, 49-73.

Jouet E., Flora L., Las Vergnas O. (2010). Construction et reconnaissance des savoirs expérientiels des patients (Note de synthèse). *Revue Pratiques de Formation - Analyses*, n° 58-59, 13-94.

Rémery, V. (2015). *Développer un discours d'expérience sur le travail : contribution à une analyse des discours et des interactions en situation d'accompagnement à la Validation des Acquis de l'Expérience* (thèse de doctorat). Paris : Conservatoire National des Arts et Métiers. https://theses.fr/2015CNAM1051

Thievenaz, J., Tourette-Turgis, C. (2015). *Penser l'expérience du soin et de la maladie. Une approche par l'activité*. Louvain-la-Neuve : De Boeck.

Tourette-Turgis, C. (2010). Savoirs de patients, savoirs de soignants : la place du sujet supposé savoir en éducation thérapeutique. *Pratiques de formation*, 58-59, 2010/1, 137-153.

Vermersch, P. (1994). *L'entretien d'explicitation*. Paris : ESF.

CHAPITRE 5, *ORGANISER DES DISPOSITIFS D'ANALYSE DU TRAVAIL PAR LA MEDIATION D'IMAGES AUDIO-VISUELLES : DES « VULNERABILITES » COMME SOURCES ET RESSOURCES DE DEVELOPPEMENT DE L'ACTIVITE*, *Jean-Luc Tomás*[1], *Maria Ianeva*[2]

Prologue

Il y a peut-être, et d'abord, un étonnement : quelles sont les questions de recherche et d'action qui lient la psychologie du travail aux images de la vulnérabilité ? Plus directement encore, qu'est-ce que deux psychologues du travail peuvent dire des rapports entre la vulnérabilité et les images qui tentent d'en rendre compte ? De quelle vulnérabilité s'agit-il ? S'agira-t-il par exemple d'apparenter le travail et la souffrance à la vulnérabilité ontologique de l'être humain afin de critiquer les conditions et l'organisation du travail, ou mieux, le capitalisme dans sa forme néolibérale ? Conviendra-t-il de soutenir une politique du *care* dans les milieux de travail pour instituer de nouvelles pratiques managériales soucieuses des hommes au travail ? Ou bien, suffira-t-il de préciser en quoi le passage d'une société basée sur le secteur industriel à une société de services nécessite de considérer la vulnérabilité comme un « risque » - à l'instar des risques psycho-sociaux (RPS) - qu'il importe alors de catégoriser, mesurer, signaler et traiter ?

Ces questions situent d'emblée la vulnérabilité sur une scène particulière, celle du travail, de la santé au travail - tous deux, pris dans les contradictions de notre société contemporaine. Au-delà de l'étonnement potentiel, nous considérons ainsi que les rapports entre vulnérabilité, images et travail sont eux-mêmes traversés par des questions de notre temps qui balisent et jalonnent les relations entre la vulnérabilité, les images et le travail. Mais plus encore, notre propos convoque une forme de vulnérabilité à la fois « ordinaire » et « extra-ordinaire » - ordinaire puisque prise dans le quotidien du travail en train de se faire, et extra-ordinaire car provoquée par le dispositif d'intervention en clinique de l'activité.

---

[1] Centre de recherche sur le travail et le développement, Conservatoire national des arts et métiers, Paris, France.

[2] Centre de recherche sur le travail et le développement, Conservatoire national des arts et métiers, Paris, France.

En effet, nous retenons une première définition de la vulnérabilité « ordinaire » en la considérant comme un sentiment associé à une expérience subjective de professionnels confrontés à un milieu de travail dégradé. Dans ce cas, la définition de la vulnérabilité renvoie au fait d'être exposé à un danger ou blessé, et se rapporte à la fois à des personnes ou à des choses. Du côté du sujet, il est possible d'envisager la vulnérabilité avec Maillard (2020) comme un manque inhérent à la vie humaine qui crée des potentialités, ou en reprenant un vocabulaire vygotskien, des possibilités de surcompensation (Vygotski, 1994). Plus encore, comme le souligne Le Blanc (2007), « la vulnérabilité est attente de liberté » (p. 169), et nous ajouterons volontiers, elle est attente de liberté conquise avec les autres. Par ailleurs, la vulnérabilité est généralement dépendante des conditions dans lesquelles le sujet se trouve. Autrement dit, « l'actualisation de la vulnérabilité est fonction d'une interaction de l'individu avec sa situation ou les contextes intersubjectifs, social et environnemental dans lesquels il évolue » (Maillard, 2020, p. 38).

Par ailleurs, le dispositif d'intervention en clinique de l'activité crée ce que nous nommons une vulnérabilité « extra-ordinaire ». Rappelons que l'analyse de l'activité - telle que nous la concevons - n'est pas un témoignage ou une mise en mots du volet subjectif de l'action par des professionnels volontaires mais une élaboration individuelle et collective de l'expérience du travail, mieux, de leurs préoccupations professionnelles (Clot, 2008). Ce « travail sur le travail » est lui-même expérience d'inconfort, d'embarras, de conflits. Sa fluidité, sa cohérence, ses obstacles sont autant d'événements qui traversent les professionnels et les affectent (Bonnemain & Clot, 2017). Car lorsque le travail d'un professionnel devient moyen de penser avec le chercheur et/ou ses pairs, les évidences, habitudes et routines - qu'il a parfois longuement acquises et conquises - sont déstabilisées par les autres manières de faire jusque-là laissées en jachère, ignorées ou refoulées. Le sujet peut ainsi se sentir vulnérable puisque démuni de ses évidences ou certitudes, exposé dans ses choix, qu'il a mis du temps à construire au point de ne plus les questionner, déséquilibré dans les équilibres qu'il a su faire fonctionner. Pour nous, il s'agit d'une vulnérabilité « extra-ordinaire » puisque constitutive de l'expérience psychosociale de l'analyse de l'activité et de son potentiel développement.

Mais tout cela n'est possible qu'à partir de méthodes indirectes de redoublement de l'expérience vécue (Vygotski, 1925/2003). Il en est ainsi de la méthode des autoconfrontations croisées (Clot *et al.*, 2000). Elle engage chercheurs et professionnels dans un travail, intense et systématique, de fabrique d'images : après l'enregistrement vidéo d'une séquence de travail sélectionnée collectivement, les professionnels visionnent et analysent une première fois individuellement, en compagnie du chercheur - en autoconfrontation simple -, puis une deuxième fois avec un pair, toujours avec le chercheur - en autoconfrontation croisée. Enfin, sur la base de la co-analyse réalisée, les intervenants élaborent un document audio-visuel de « synthèse » présentée et discuté une première fois avec le collectif des professionnels, ensuite en comité de pilotage (composé notamment des différentes lignes hiérarchiques). Cette sorte de « partage du sensible » (Rancière, 2000) expose l'activité des professionnels en la vulnérabilisant, mais les expose aussi aux regards critiques, aux controverses et aux malentendus. Autrement dit, il y a là ce que Rancière (2008) appelle un « brouillage de frontière » entre l'agir, le voir et le dire entre sujets d'un même métier, mais aussi avec et entre leur hiérarchie. Les images peuvent ainsi ouvrir un « régime d'incertitude » (Bailly, 2020, p. 74) où les divisions et les conflits sur les critères de qualité du travail permettent aux souvenirs d'imaginer et à l'imagination de se souvenir.

Dans ce qui suit, nous allons dans un premier temps revenir sur l'usage de la vidéo en sciences humaines et sociales afin de différencier les pratiques, et de signaler les spécificités de la méthodologie historico-développementale en clinique de l'activité. Ce faisant, et dans un deuxième temps, nous allons présenter une intervention-recherche réalisée dans un centre hospitalier universitaire auprès de professionnels en neurochirurgie. Puis, en suivant la chronologie de l'intervention - de la commande jusqu'à la restitution du montage vidéo au comité de pilotage -, nous chercherons à lier la mise en images du travail des professionnels volontaires avec qui nous avons travaillé à la question de la vulnérabilité, telle que nous avons commencé à l'envisager.

1. Pour quoi et pour qui enregistrer la situation de travail ?

L'usage de l'enregistrement vidéo en sciences humaines et sociales est aujourd'hui largement consolidé dans les pratiques de recherche qualitative (e.g., Grosjean & Matte, 2021 ; Heath *et al.*, 2010 ; Knoblauch *et al.*, 2012 ; Reavey, 2021). En France, la « mise en images » du travail s'est accélérée à partir de la fin des années quatre-vingt (Lacoste, 1997). D'une manière générale, il est souvent admis que ces pratiques se sont organisées autour de deux objectifs ou logiques présentées comme opposées ou pour le moins contrastées.

Il s'agit d'une part de « *fixer pour analyser* » ou « *pour voir* » (Borzeix, 1997), c'est-à-dire équiper une approche observationnelle de l'activité « conçue comme un processus d'organisation basée sur une capacité à rendre sensibles et observables les détails pertinents sur lesquels les acteurs s'appuient pour lui donner forme (...) » dont l'analyse « prend appui sur des transcriptions détaillées, de la façon dont les participants lui ont conféré cette observabilité préalablement à tout regard extérieur » (Relieu *et al.*, 2010, p. 38). La vidéo est alors un outil permettant de recueillir des données propres à compléter et enrichir l'observation et les prises de notes du chercheur. Elle produit un effet d'amplification - captant des informations de la situation enregistrée à un degré élevé (Pichonnaz *et al.*, 2017) - et ouvre des possibilités analytiques nouvelles.

De nombreuses recherches inspirées de l'ethnométhodologie utilisent la vidéo étant donné que les images et le son autorisent et facilitent l'analyse de la structure temporelle et séquentielle des interactions langagières et gestuelles, ainsi que celles liées à l'utilisation des objets sociotechniques. Dans ce cadre, l'usage de l'enregistrement vidéo est généralement guidé par des principes, tel que le principe de naturalité - collecter des données en situation écologique ordinaire - de pertinence - enregistrer des détails pertinents pour la compréhension - ou encore de disponibilité - les phénomènes analysés sont visibles sur les enregistrements et les retranscriptions (Mondada, 2011). La présence du chercheur est extérieure à l'image, souvent fixe, au cadrage large, permettant ainsi de restituer aux gestes, paroles et regards leurs supports sémiotiques.

D'autre part, il existe une pratique de travail sur l'image - « *fabriquer pour montrer* » - qui consiste à concevoir un support « mixé, monté pour être montré » (Borzeix, 1997, p. 6). Dans ce cadre, la mise en image a un destin autre que celui d'un document qui offrirait à l'intervenant l'accès à une situation d'observation que le chercheur pourrait analyser dans les détails les plus infimes. Il s'agit de concevoir un objet susceptible d'instrumenter la parole des sujets, qui - pour des raisons diverses - ne peuvent restituer leur activité. Cette difficulté à expliciter le travail ainsi que ce qui se joue dans les dialogues avec les professionnels « confrontés » aux images audiovisuelles de leur travail font l'objet de théorisations différentes. Pour certains, la parole sur le travail « hors contexte » serait difficile à produire. Aussi, la vidéo lui offrirait le soutien mnémotechnique nécessaire pour accéder à la connaissance de l'action (Theureau, 1992). Ce qui advient alors dans l'échange avec les praticiens face aux images est une forme d'explicitation que le chercheur va s'atteler à stimuler au travers de ses relances, tout en se gardant d'influer sur les propos produits. A l'explicitation de l'agir en contexte dans ses dimensions sociocognitives, s'ajoute l'idée de l'expérience subjective des professionnels que la confrontation aux images du travail permettrait de rendre visible et audible (Cahour *et al.,* 2018).

Dans la continuité des travaux de Vygotski (1934/1994) et de Bakhtine (1979/1984) portant sur les rapports entre pensée et langage, la clinique de l'activité offre une perspective différente, une sorte de troisième voie. Il s'agit moins de mettre des mots sur le vécu subjectif que de soutenir une activité sur le travail devenu lui-même moyen de penser et de débattre. Le chercheur prend alors une part active dans ce processus dialogique. Il est l'un des destinataires des dialogues entre les professionnels. En effet, l'explicitation pour autrui de son travail - ce qu'il a fait, ce qu'il n'a pas fait, ce qu'il s'est empêché de faire - s'intègre nécessairement à son activité. Comme Faïta (2001) le souligne, la méthode vidéo doit éviter de déposséder les professionnels des savoirs et concepts de leur milieu de travail « par leur soumission à des techniques et méthodes extérieures à cette même activité » (p. 270). En fait, et quel que soit l'usage de la vidéo, celle-ci peut « provoquer un sentiment de toute puissance chez le chercheur, certain alors de ne rien rater » (Martineau, 2005, p. 12). Mais comme nous souhaitons le montrer, le « manque » - ce qui n'est pas enregistré, ce qui n'apparaît pas - peut lui-même devenir une ressource potentielle de développement de l'activité d'analyse.

Afin d'appréhender en quoi les manques et les excédents, qui surgissent durant l'intervention, deviennent des ressources psychologiques et sociales de l'analyse de l'activité et des transformations organisationnelles, il convient maintenant, comme nous l'avons indiqué dans l'introduction, de détailler certains des liens que nous considérons comme saillants entre activité, images et vulnérabilité.

2. La commande du Centre hospitalier universitaire

À la suite d'événements répétés dans le service de neurochirurgie de ce CHU, des représentants du Comité hygiène sécurité et conditions de travail (CHSCT) ont procédé à une inscription au registre des dangers graves et imminents. Ils ont fait état de l'épuisement physique et psychologique des infirmier-ères de bloc opératoire (IBODE) - ou faisant fonction - de ce bloc chirurgical, notamment du fait d'un recours à l'astreinte sur les plages horaires des urgences pour des interventions programmées.

Dans le prolongement de cette initiative du CHSCT, un audit externe a été conduit sur le fonctionnement du bloc ainsi qu'une expertise portant sur les conditions de travail. Ces deux interventions externes ont permis de montrer des dysfonctionnements organisationnels et un « non-partage des représentations du travail » entre les différentes catégories professionnelles exerçant dans ce bloc. Il a été notamment préconisé la mise en place de groupes d'expression pluridisciplinaire ayant pour objectif le partage des enjeux du travail.

Le CHU a alors lancé une consultation permettant le rétablissement du dialogue au sein du bloc, et le développement de ressources partagées. Après la lecture attentive de cet appel d'offre, l'équipe Psychologie du travail et clinique de l'activité du Conservatoire national des arts et métiers (Cnam) a proposé une intervention centrée sur l'analyse de l'activité de pairs volontaires. Malgré ce déplacement notable de la commande, c'est cette proposition qui a été retenue par la hiérarchie du CHU.

Il est important de souligner que notre proposition i) ne s'apparentait pas à un diagnostic permettant de comprendre pour transformer, mais bien une intervention dont la visée est d'abord la transformation comme moyen de comprendre ce qui est possible et difficilement réalisable, et ii) ne précisait pas la méthode de co-analyse de l'activité des professionnels volontaires. Autrement dit, si le cadre méthodologique avait été en parti explicité (développement de la dynamique dialogique entre pairs sur des préoccupations de leur travail quotidien, suivi de dialogues avec la hiérarchie au sein des comités de pilotage, afin de transformer l'organisation du travail), la méthode d'analyse la plus adéquate au milieu de travail considéré était suspendue aux contraintes du terrain et, à l'appréciation conjointe des intervenants et des professionnels volontaires.

3. Le premier comité de pilotage : vulnérabilité des professionnels ou de l'activité ?

Le premier comité de pilotage - réunissant des représentants de la DRH, du service de Santé au travail, de la Direction des soins, du CHSCT et l'équipe des intervenants-chercheurs[1] du Cnam - a permis non seulement de finaliser le périmètre de l'intervention - deux groupes de professionnels volontaires : des IBODE et des chirurgiens praticiens hospitaliers[2] -, et surtout de débattre des méthodes de co-analyse de l'activité. Au regard de la nature du travail réalisé par les professionnels concernés et de leurs contraintes temporelles, mais aussi de la nécessité pour la Direction de « faire quelque chose qui puisse permettre de rétablir un dialogue, respecter les règles, permettre une meilleure programmation », nous avons décidé collectivement de la chronologie des trois phases de l'intervention : i) observation de l'activité des professionnels en situation et constitution des deux groupes de volontaires, ii) choix des séquences de travail par les professionnels, enregistrement vidéo de l'activité de volontaires et confrontations aux images entre pairs, et iii) restitution des analyses aux deux collectifs de travail et organisation d'un comité de pilotage extraordinaire de fin d'intervention.

De fait, les IBODE et les chirurgiens de ce service de neurochirurgie peuvent avoir le sentiment d'être vulnérables - soumis aux aléas des situations de travail et des relations interpersonnelles. Dans ce contexte, les réponses organisationnelles, ainsi que celles des intervenants (universitaires ou cabinets privés), se construisent généralement autour de la bienveillance, l'autonomie, le sens du travail, la résilience, la responsabilité, le bien-être, le bonheur, les conditions de travail. Ce qu'il s'agit de faire avant tout est d'accompagner les professionnels, avec une disposition d'esprit inclinant à la compréhension, pour qu'ils puissent se saisir des opportunités de l'organisation du travail afin de « monter en compétence », d'améliorer leur communication

[1] Katia Kostulski - responsable scientifique de l'intervention -, Jean-Luc Tomás et Jean-Yves Bonnefond, tous trois membres de l'équipe Psychologie du travail et clinique de l'activité du Centre de recherche sur le travail et le développement (CRTD) du Cnam.

[2] Dans le cadre de ce chapitre, nous avons décidé de concentrer notre propos sur le travail mené avec le groupe des infirmières de bloc opératoire.

interpersonnelle, de renforcer leur compétence émotionnelle, de participer à des espaces de discussion. En un mot, l'intervention porte le plus souvent sur les personnes.

Afin de ne pas troubler certaines attentes des membres de ce premier comité de pilotage, nous avons souligné l'importance de la qualité de vie au travail mais en la subordonnant à la qualité du travail réalisée par les professionnels. En d'autres termes, nous avons signalé - à partir d'interventions déjà réalisées - toute l'importance d'une méthode indirecte (Vygotski, 1927/2010, p. 156) prenant appui sur ce que les professionnels font, ce qu'ils n'arrivent plus à faire, ce qu'ils voudraient faire, ce qu'ils s'empêchent de faire dans le cadre de leur travail quotidien. Nous considérons que c'est parce que le travail est fragilisé qu'il rend vulnérables les professionnels. Mieux, il est possible d'envisager que l'activité des professionnels - dans ses rapports entre sujet, objet et autrui (Clot, 2008) - est vulnérabilisée par des contraintes qui entravent, paralysent ou endiguent les possibilités de son renouvèlement et développement. La constatation de la vulnérabilité individuelle et collective ne présuppose donc pas automatiquement un accompagnement psychologique, elle peut au contraire, et c'est ce que nous soutenons, inciter les intervenants à provoquer des circonstances permettant aux professionnels de soigner leur travail (Fernandez, 2009). Les observations et l'enregistrement vidéo de leur activité ont justement pour fonction de créer des occasions de « contact social avec soi-même » (Vygotski, 1925/2003, p. 91).

4. L'observation de l'activité des professionnels en situation de travail : une vulnérabilité « au carré » ?

La situation d'observation de professionnels volontaires dans le contexte de leur travail quotidien est l'une de ces circonstances. En effet, l'observation n'est pas ici conçue comme moyen de recueil de données mais bien comme source et ressource du développement dialogique de l'observé. Observer un professionnel en activité transforme son rapport subjectif au travail (Bonnemain *et al.*, 2015) : observé dans son travail, il s'observe en travaillant en prêtant à l'observateur des intentions, une place, des dispositions (Perrot, 2017). Ce faisant, il s'agit d'une auto-observation provoquée qui produit des effets d'observation chez le ou les sujets. Nous retrouvons ici l'analyse précieuse - dans un autre contexte - de Wallon (1934/1998) qui repère le rapport entre l'activité de l'observateur (un adulte) et celle de l'observé (un enfant) : « L'attention que le sujet sent fixée sur lui semble, par une sorte de contagion très élémentaire, l'obliger à s'observer. S'il est en train d'agir, l'objet de son action et l'action elle-même sont brusquement supplantés par l'intuition purement subjective qu'il prend de son propre personnage. C'est comme une inquiétude, une obsession de l'attitude à adopter. C'est un besoin de s'adapter à la présence d'autrui, qui se superpose à l'acte d'exécution » (p. 287). Toute observation revient ainsi « à interposer l'activité d'autrui entre le sujet et sa propre activité [et du coup] autrui peut alors devenir l'instrument psychologique d'une observation de soi par soi » (Clot & Leplat, 2005, p. 303). Il est important ici de signaler que ce travail d'observation nécessite - le plus souvent - une phase assez longue de construction de ce qu'on appelle, en référence au travail d'Oddone (Oddone *et al.,* 1981/2015), un collectif de recherche associé, c'est-à-dire un groupe de professionnels volontaires réunis au sein d'un groupe homogène - de même métier - engagés à analyser leur activité.

Ce faisant, l'observation ne convoque pas seulement des individus volontaires, elle convie simultanément chacun à anticiper le devenir des observations à l'aune du collectif en formation. Et si comme le propose Lhuilier (2015), « la vulnérabilité [...] permet d'éprouver le poids du réel » (p. 115), alors la situation d'observation est une occasion de développement, par l'entremise du dialogue intérieur, des rapports entre le sujet, l'objet de son activité et les autres dont l'activité portent sur cet objet. Autrement dit, la vulnérabilité anthropologique (Maillard, 2020) et le sentiment de vulnérabilité associé au contexte dégradé de travail est redoublée par ce qu'on pourrait appeler une vulnérabilité associée aux embarras engendrés par la situation d'observation. Mais cette instabilité créée par l'observation ne relie pas directement des personnes entre-elles. C'est par l'intermédiaire des manières de faire, des critères de qualité du travail, du genre professionnel (Clot & Faïta, 2000), du métier que l'observateur tente de mettre au travail le professionnel observé.

Du coup, ce dialogue intérieur, créé par l'observation et aux prises avec l'histoire du sujet ainsi que celle du milieu de travail, peut devenir un point d'ancrage puissant pour lier, délier et relier autrement les vulnérabilités de l'activité et du sujet. Pour cela, il convient de proposer au sujet, imprégné de dialogues intérieurs sur ses manières de faire, de nouveaux destinataires, en l'occurrence ses pairs.

5. Choix de la séquence de travail et proposition de captation vidéo : faire varier les destinataires pour développer le sentiment de vulnérabilité ?

Pour rappel, la méthodologie en clinique de l'activité est entièrement tournée vers l'action (Clot, 2008). Les méthodes, en tant que moyen de réalisation de la méthodologie (Bonnemain *et al.*, 2015 ; Clot & Leplat, 2005) offrent la possibilité aux professionnels de se saisir - ou pas - de ce qui leur tiennent à cœur dans le cadre de leur travail quotidien pour le discuter, voire le disputer, et s'arrêter sur certains angles morts de leur activité. A ce titre, les intervenants s'efforcent avec les professionnels de définir des situations significatives de travail qui permettent de débattre, argumenter, analyser, contester les différentes manières de faire la même tâche. À partir des observations, il s'agit par conséquent de convoquer le réel du travail - avec ses possibles et ses empêchements - pour que les professionnels puissent prendre le parti du réel, mieux qu'ils en prennent leur parti et qu'ils prennent leur propre parti pour circonscrire collectivement ce à quoi ils tiennent. Afin d'appeler les formes à comparaître, les méthodes en clinique de l'activité tentent de provoquer un besoin de déclosion, comme le propose Macé (2016) dans un autre cadre, « c'est-à-dire de réouverture permanente de la question du "comment", de reconnexion critique des points d'échappée qui sont déjà là, et dont on peut suivre la piste [...], ou encore d'imagination de ceux, tous différents, que l'on pourrait instituer » (p. 317).

En d'autres termes, la vulnérabilité engendrée par la situation d'observation peut se renouveler avec ses pairs autour d'objets de travail mis en discussion auxquels on tient individuellement et qu'on découvre partagés avec autrui. Et simultanément, ce qui leur échappe, ce qu'ils n'arrivent pas à saisir, ce qu'ils ne parviennent pas à expliciter peut devenir un objet qui laisse à désirer, créant une vulnérabilité distribuée dont on se sent comptable individuellement. Dès lors, il est possible d'affirmer que cette revitalisation individuelle et collective « marche à l'affect » (Bonnefond, 2019, p. 173). C'est en provoquant des changements de destinataire pendant l'observation, et également pendant les discussions sur les différentes manières de faire la même chose, que les professionnels peuvent éprouver un rapport inédit entre les traces sédimentées de leur activité réalisée - ce qui leur permet de

« fonctionner » en situation habituelle - et les inattendus, les embarras de la situation qu'ils sont en train de vivre. Le travail clinique des chercheurs tente ainsi de provoquer des occasions pour que l'activité des professionnels puisse être affectée par l'activité d'autrui et rester disponible à la co-affectation des activités, « source d'énergie pour les développements singuliers qui dépendront finalement de chacun » (Clot, 2017, p. 886). Dans ce cas, le sentiment de vulnérabilité et son histoire dans le contexte de ce bloc chirurgical peut alors se renouveler « pour continuer à jouer le rôle de moyens de vivre l'affect dans les situations où l'on se sent "dépassé" » (Poussin, 2020, p. 152).

En organisant deux réunions collectives avec les IBODE, portant à la fois sur les observations - ce que ça leur a fait, ce qu'on peut en faire - et les suites de la co-analyse de leur activité, elles ont décidé à l'unanimité que la situation de travail d'*installation des instruments sur la table d'instrumentation* combinait une grande partie de leurs préoccupations professionnelles. De notre côté, nous leur avons proposé de filmer cette séquence de travail afin qu'elles puissent individuellement et collectivement revenir sur certains détails de leur travail, comparer leurs différentes manières de faire et confronter leurs critères de qualité. Avec leur accord, nous avons établi un calendrier d'enregistrement vidéo que nous avons soumis au chef de service et au cadre de santé qui ont rapidement accepté ces propositions.

6. Enregistrements vidéo : activité, images et vulnérabilité

Enregistrer l'installation de la table d'instrumentation : une « caméra participante »

Dans un premier temps, le chercheur en clinique de l'activité - le plus souvent caméra à l'épaule - enregistre le travail de professionnels volontaires confrontés à la même tâche, celle qui a été déterminée collectivement. En s'engageant dans cette activité de captation vidéo, le chercheur « opère *in situ* un travail interprétatif » (Grosjean *et al.*, 2017) à partir non seulement du travail d'intervention déjà réalisé mais aussi à partir du travail d'intervention en cours, en anticipant les dialogues en autoconfrontation qui pourront être provoqués par les images du travail. Aussi, le cadrage, l'angle et les mouvements de la caméra sont autant de choix d'action que l'intervenant opère au cours de cette activité conjointe que constitue la « mise en images » du travail. Les préoccupations des professionnels volontaires, comme l'espace physique ou encore l'interaction du chercheur et des professionnels présents participent dans la construction des images.

La figure 1, ci-dessous, présente une suite d'images, extraite de l'enregistrement d'une des situations de travail retenues par le collectif d'infirmières volontaires - la préparation de la table d'instrumentation en salle d'opération. Deux professionnelles apparaissent sur le film - l'IBODE en bleu et la circulante en vert - ainsi que l'intervenant, hors champ, derrière sa caméra. L'IBODE attend que la circulante dépose le pack, elle s'avance ensuite vers la table d'instrumentation que sa collègue glisse en sa direction et commence à le déballer. La circulante récupère le tissu non-stérile qui a servi d'enveloppe au pack et se dirige vers la poubelle hors champ. En passant devant la caméra, elle jette un regard à l'intervenant qui se repositionne dans l'espace puis soulève sa caméra pour obtenir une « vue plongeante » sur la table.

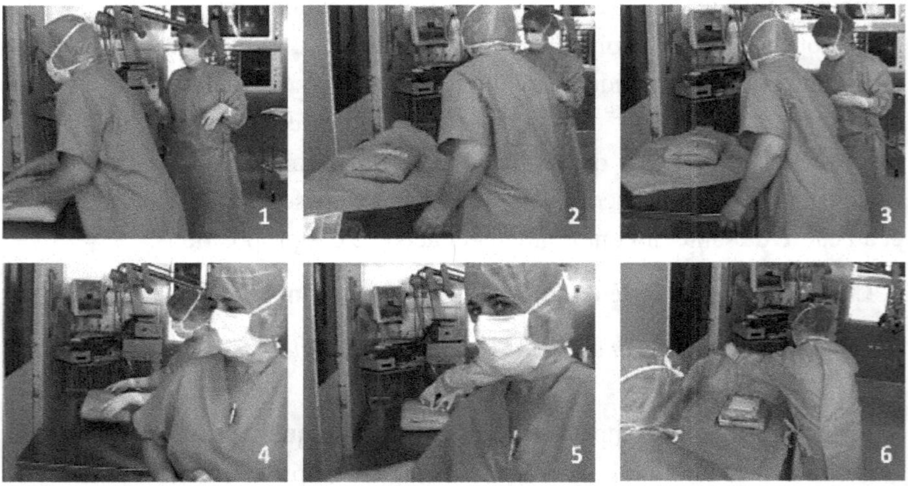

Figure 1 - Regards croisés en images

De la sorte, les images sont loin d'être fixes. L'intervenant et sa caméra participent à la scène filmée et se déplacent ensemble. Cette « caméra participante » selon les termes de Grosjean (1997) engage le psychologue dans une forme de partage d'expérience avec les professionnels volontaires et tranche par rapport à une stratégie d'observation au plan fixe où le chercheur se trouve en extériorité par rapport à la scène observée. Lorsque la caméra est en position stationnaire, le chercheur se libère de cet engagement actif de fabrique d'images et peut prendre des notes. Le clinicien et sa caméra, au contraire, deviennent ponctuellement destinataires des gestes et des paroles des professionnelles au travail car ils « font obstacle ». Nous pouvons d'ailleurs entendre la circulante lancer à l'intervenant qu'il est « juste sur le chemin de sa poubelle ». En d'autres termes, la présence du psychologue équipé d'une caméra est une présence visible et active pour les professionnelles au travail. Sa caméra itinérante se présente comme l'instrument d'une activité d'observation, dont les objets et les méthodes ont été collectivement négociés et dont les effets sur l'activité des professionnels sont recherchés par l'intervenant.

Rappelons ce que nous avons déjà souligné, contrairement à d'autres approches d'analyse du travail, il ne s'agit pas pour le clinicien de restituer aussi fidèlement que possible le travail réalisé en situation. Plus encore, les choix de cadrage et de prise en main de la caméra configurent et partitionnent inévitablement des espaces du visible et de l'invisible, des espaces partagés, ou au contraire, des espaces séparés. Ce qui est hors champ, ce qui ne se voit pas, ce qui échappe à l'enregistrement vidéo peut alors potentiellement encourager et déclencher chez les professionnelles - lors des situations d'autoconfrontation - des ouvertures inattendues de la question du « comment » (Macé, 2016).

Enregistrer les dialogues et les controverses : filmer la « multiplicité simultanée » des perspectives

La méthode dialogique des autoconfrontations croisées (Clot, 2008), par le relais social qu'elle provoque, ouvre le dialogue intérieur de chaque professionnelle aux dissonances sur les différentes manières de faire la même tâche. Dans ces situations, le chercheur tente de soutenir les différentes perspectives (Alloa, 2020), revenir sur ce qui échappe, inciter les contrepoints dont on ne peut supprimer les aspérités, encourager les débrayages du déjà dit. Nous pouvons retrouver le commentaire de Deleuze (1988) qui, en interprétant les travaux de Leibniz, Nietzsche et Whitehead, affirme que le perspectivisme « n'est pas une variation de la vérité d'après le sujet, mais la condition sous laquelle apparaît au sujet la vérité d'une variation » (p. 27). En favorisant le dialogue, en confortant les points de vue individuels, en attisant les comparaisons, le chercheur assiste ainsi l'activité des professionnelles pour qu'elles puissent s'engager à confronter leurs critères de qualité du travail et se risquer à explorer les conflits de leur activité. Autrement dit, la situation d'autoconfrontation croisée aménage un cadre clinique dans lequel l'activité des professionnelles s'expose à des changements de destinataire, des migrations fonctionnelles (Vygotski, 1932/2003) de l'objet et à des renouvellements des instruments. Dans le meilleur des cas, c'est-à-dire lorsque la plasticité de l'activité des professionnelles le permet, ces variations leur fournissent l'occasion de créer de nouvelles relations interfonctionnelles permettant d'imaginer autre chose et de penser autrement ce qui a été fait, ce qui pourrait se faire. Selon une orientation spinoziste, nous pouvons dire avec Sévérac (2009) que l'aptitude de leur corps à être affecté et à affecter s'amplifie, procurant alors à « l'esprit une multiplicité de choses à penser » (p. 22).

Et durant cette situation de vulnérabilité « extra-ordinaire », où les oscillations sont cultivées, des controverses sur des objets du travail, cristallisées par la passion du métier chez les professionnelles, peuvent alors émerger. Ce faisant, les dialogues focalisés sur certains détails du travail ne se réduisent pas à un échange entre des personnes. Pour le dire avec Bakhtine (1979/1984), « l'auteur d'un énoncé, de façon plus ou moins consciente, présuppose un sur-destinataire » (p. 336), et celui-ci « se situe au-dessus de tous les participants du dialogue » (p. 337). Dans le cadre des discussions serrées sur le travail en autoconfrontation, ce sur-destinataire, qui se niche qu'on le veuille ou non dans les échanges, renvoie à l'histoire collective du métier (Miossec & Clot, 2011). Et ce sont donc ces dialogues soutenus par une sorte de plurilinguisme professionnel et lestés par des détails du travail qui sont filmés.

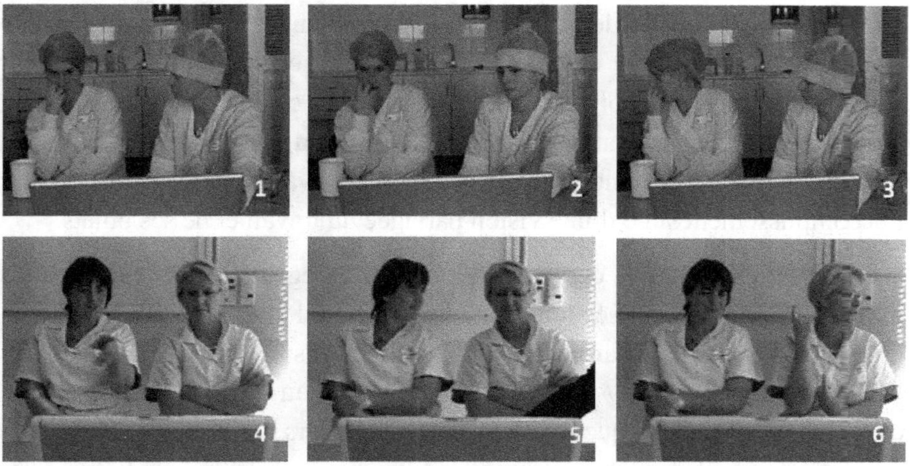

Figure 2 - Champ et hors-champ dans les entretiens d'autoconfrontation croisée

Du point de vue de la fabrique des images, l'autoconfrontation simple (ACS) - pour rappel, confrontation d'un professionnel volontaire à l'enregistrement vidéo de son travail en présence du chercheur - ou l'autoconfrontation croisée (ACC) - confrontation du professionnel aux mêmes images mais en présence d'un pair ayant réalisé une ACS et du chercheur - sont filmés en restreignant le cadre. En effet, la captation vidéo se limite à ne retenir que le ou les deux professionnels (Figure 2), assis seul ou côte-à-côte devant un ordinateur où défilent les images de l'enregistrement de leur activité.

L'enregistrement vidéo des entretiens d'autoconfrontation croisée donne ainsi à voir (et participe à construire) un espace de dialogue détaché de l'action où les deux professionnelles prennent la parole face à la caméra. Les séquences de film visionnées ne sont pas directement visibles sur les images de l'entretien d'autoconfrontation - elles seront incluses dans le montage final présenté en comité de pilotage sous forme d'extraits. Pourtant, comme le montre la Figure 2, les professionnelles se réfèrent explicitement au film en pointant l'écran, elles se tournent et s'adressent au(x) chercheur(s) « hors-champ ».

Ainsi, ce qui n'apparaît pas sur l'image (les images de leur travail qu'elles regardent sur l'écran et les chercheurs hors-champ) est d'une certaine manière, convoqué par/dans l'interaction. L'enregistrement est traversé par ces mouvements de « débordement » où le dialogue entre pairs remplit l'image pour ensuite dépasser le cadre installé par le dispositif de captation audio-visuelle. Ce sont ces mouvements qui actualisent constamment le décalage entre deux objets - le dialogue et l'interaction - ou deux finalités - celle de mettre en visibilité ce dialogue entre pairs sur le travail et celle de documenter l'accomplissement situé d'une vision partagée du travail et de ses objets.

En d'autres termes, le choix de cadrage des enregistrements des entretiens d'autoconfrontation croisée introduit une partition de l'espace en faveur de la mise en visibilité de la parole des professionnelles sur leur travail. A ce titre, l'enjeu est de « montrer » c'est-à-dire de « mettre au travail » - aussi bien le collectif de volontaires que les cadres dirigeants lors des comités de pilotage - à partir de problèmes concrets que les films permettent (moins d'objectiver que) de co-construire. La mise en images des dialogues en situation d'autoconfrontation croisée peut alors être considérée comme des prises de position individuelle soutenu par le métier et projeté vers un horizon dialogique à venir.

Par ailleurs, les mouvements de retrait, la parole discrète adressée au collègue qui reste difficilement audible sur les images constituent autant d'indices du rapport, parfois conflictuel, à la trace audiovisuelle. Nous retrouvons ici la question de la vulnérabilité dans sa dimension sociale - cette prise de parole engage chaque professionnelle dans la production active et publique d'un commentaire sur son travail. A ce titre, elle oscille entre plusieurs places : i) celle d'une professionnelle qui a été filmée en situation de travail ordinaire, ii) celle de l'engagement immédiat dans un dialogue entre pairs qui le positionne à l'intérieur d'un collectif métier, et iii) celle d'une volontaire inscrite dans un travail collectif en cours qui convoque la production d'une activité susceptible d'être visionnée en comité de pilotage.

Faire un montage des enregistrements : vers la fonction sociale du collectif

Le montage que les intervenants co-construisent avec les professionnelles engagées dans l'intervention alterne séquences choisies - d'abord du travail, suivies d'extraits d'entretiens d'autoconfrontations croisées. Des « intercalaires » de titres (exemple, capture d'image 1, Figure 3), identifiant clairement les thèmes ou les objets abordés, apparaissent au début de chaque lot de séquences. La Figure 3 reprend un des montages élaborés avec les infirmières du bloc opératoire. Le texte qui marque le début du montage -

« Temps de l'opération, temps de l'intervention, temps de l'instrumentation, temps de l'installation » - constitue une ressource sémiotique qui participe à construire un cadre d'interprétation des images et, à ce titre, à soutenir leurs effets psychologique et social.

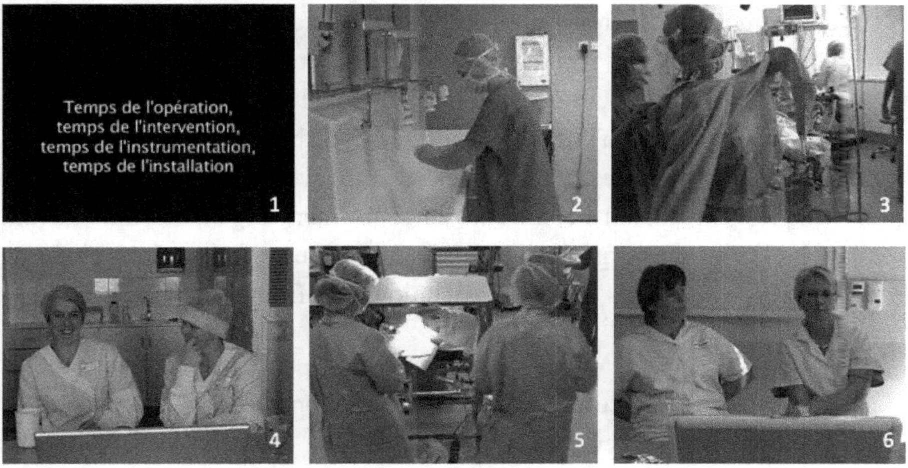

Figure 3 - Le montage

Les travaux de l'anthropologue américain Charles Goodwin dans les années 1990 (e.g., Goodwin, 1994), désormais bien connus par le public académique, ont montré l'importance de ces « commentaires » pour que la vidéo puisse constituer un support de travail. Pour cet auteur, la mise en images s'inscrit pleinement dans une logique de « discours », dans la mesure où elle incorpore des choix, suppose une conceptualisation de ce qui est pertinent à observer. L'enregistrement audiovisuel participe à construire ses objets. Cela ne signifie pas pour autant que les images viennent « imposer » du sens de l'extérieur ou définir le sens de la situation pour les professionnelles. Elles participent à construire des ressources pour délimiter des « objets de connaissance » qui sont susceptibles d'être mis au travail par les professionnelles dans le cadre de l'intervention en clinique de l'activité, et plus précisément lors des comités de pilotage. Le travail de Goodwin met en exergue et en question l'illusion de transparence des images audio-visuelles, c'est-à-dire l'idée que la vidéo offrirait l'accès immédiat et transparent à une « réalité » partagée. C'est d'ailleurs ce à quoi le montage doit faire face : il doit éviter une présentation uniforme et « monologique » du travail et de ses critères de qualité.

De fait, le montage en tant que tel délimite aussi des « objets potentiellement affectifs » qui peuvent devenir des moyens pour le « développement de la fonction sociale du collectif dans l'organisation » (Bonnefond, 2019, p. 101). En effet, le collectif de travail des infirmières, via le montage plurivocal, peut devenir une ressource inédite et originale dans l'activité des membres du comité de pilotage. Les dialogues engendrés par le montage sur les critères de qualité du travail aux différents niveaux hiérarchiques peuvent ainsi contribuer à transformer l'organisation du travail, renouveler les moyens organisationnels, c'est-à-dire créer « quelque chose de nouveau dans l'action et l'énonciation conjointe » (Bonnefond, 2019, p. 108).

7. Conclusion

Notre contribution à cet ouvrage collectif se propose de problématiser une pratique singulière de mise en images du travail et de la vulnérabilité de l'activité dans le champ de l'analyse du travail - celle des intervenants en clinique de l'activité. En nous appuyant sur une intervention au sein d'un service neurologique d'un CHU, nous avons cherché, d'une part, à mettre en exergue la fonction psychologique et sociale des images audiovisuelles du travail. En effet, le travail sur les images en clinique de l'activité s'inscrit dans une logique d'action. Aussi bien les conditions psychosociales de captation de l'activité des professionnelles que celles de la diffusion des supports vidéo visent à soutenir une expérience d'élaboration du travail, mieux, à affecter indirectement l'activité des différents protagonistes de l'intervention. À ce titre, cette perspective se distingue d'autres formes et traditions de l'analyse du travail où les images vidéo constituent des documents au service de la recherche. Dans une certaine mesure, nous pourrions reprendre la distinction entre « filmer pour fixer » et « filmer pour montrer » sous l'angle des effets (plutôt que des visées). Si l'enregistrement-document révèle les détails de l'activité pratique des professionnelles, l'enregistrement-trace participe à construire des objets de pensée dans des cadres dont l'intervenant en clinique de l'activité est le garant.

D'autre part, de manière corollaire, notre propos visait à caractériser les choix opérés par les intervenants en matière de captation vidéo de l'activité.

La fabrique des images est une pratique relationnelle où le psychologue organise une présence active aux côtés des professionnelles. La caméra est mobile, « participante ». Elle constitue le prolongement du regard de l'intervenant dans le cadre d'une activité d'observation qui compte par ses effets psychologiques et sociaux (plutôt que par ses produits). A ce titre, les images configurent ou partitionnent des espaces visibles et invisibles, où la parole des professionnelles volontaires sur leur travail devient prise de position individuelle au sein d'un genre professionnel. L'organisation de cette multiplicité des points de vue et des perspectives sur la même tâche a pour objectif - jamais complétement prédictible - de circuler entre les lignes hiérarchiques au sein d'instances que le dispositif d'intervention a permis de créer.

Finalement, le cadre méthodologique historico-développemental et la méthode des autoconfrontations croisées provoquent, par l'entremise des images, ce que Rancière (2008) évoque dans « Le spectateur émancipé », des déplacements de l'affect passif et usé de l'indignation (plutôt du côté des infirmières) ou de l'indifférence (plutôt du côté de la hiérarchie) à des affects plus discrets, plus indéterminés, la curiosité et le désir de voir de plus près, et avec les autres. Ces affects permettent de brouiller les fausses évidences des schémas stratégiques bien établis, des répétitions à l'identique, des habitudes routinières. Nous estimons avec Rancière (2008, p. 114) que « ces dispositions du corps et de l'esprit où l'œil ne sait pas par avance ce qu'il voit, ni la pensée ce qu'elle doit en faire » créent une tension, une vulnérabilité distribuée, donnant potentiellement corps à ce qui n'existait pas. C'est donc sur la base de la mise en images des différences de critères de qualité du travail des professionnelles volontaires, qu'il devient ainsi possible de produire de la division qui relie au nom de la performance organisationnelle.

8. Références citées

Alloa, E. (2020). *Partages de perspectives*. Fayard.

Bailly, J.-C. (2020). *L'imagement*. Seuil.

Bakhtine, M. (1984). *Esthétique de la création verbale*. Gallimard. (Publication originale du livre 1979).

Bonnefond, J.-Y. (2019). *Agir sur la qualité du travail. L'expérience de Renault Flins*. Érès.

Bonnemain, A., Perrot, É., & Kostulski, K. (2015). Le processus d'observation, son développement et ses effets dans la méthode des autoconfrontations croisées en clinique de l'activité. *Activités*, *12*(2). https://doi.org/10.4000/activites.1111

Bonnemain, A., & Clot, Y. (2017). Clinique de l'activité : les affects dans l'autoconfrontation. In M. Santiago Delefosse & M. del Rio Carral (Eds.), *Les méthodes qualitatives en psychologie et en sciences humaines de la santé* (pp. 131-151). Dunod.https://doi.org/10.3917/dunod.santi.2017.01.0131

Borzeix, A. (1997). Présentation. *Champs visuels, Revue interdisciplinaire de recherches sur l'image « Filmer le travail : recherche et réalisation »,* 6, 5-8.

Cahour, B., Licoppe, C., & Créno, L. (2018). Articulation fine des données vidéo et des entretiens d'autoconfrontation explicitante : étude de cas d'interactions en covoiturage. *Travail Humain, 4*(81), 269-305. https://doi.org/10.3917/th.814.0269

Clot, Y. (2008). *Travail et pouvoir d'agir*. PUF.

Clot, Y. (2017). L'affectivité en activité. In J.-M. Barbier & M. Durand (Eds.), *Encyclopédie d'analyse des activités* (pp. 877-909). PUF.

Clot, Y., Faïta, D., Fernandez, G., & Scheller, L. (2000). Entretiens en autoconfrontation croisée : une méthode en clinique de l'activité. *Perspectives interdisciplinaires sur le travail et la santé, 2*(1). https://doi.org/10.4000/pistes.3833

Clot, Y., & Leplat, J. (2005). La méthode clinique en ergonomie et en psychologie du travail. *Le travail humain*, *4*(68), 289-316. https://doi.org/10.3917/th.684.0289

Deleuze, G. (1988). *Le pli. Leibniz et le baroque*. Minuit.

Fernandez, G. (2009). *Soigner le travail. Itinéraire d'un médecin du travail.* Érès.

Goodwin, C. (1994). Professional Vision. *American Anthropologist, 96*(3), 606-633. https://doi.org/10.1525/aa.1994.96.3.02a00100

Grojean, S., & Matte, F. (Eds.) (2021). *Organizational Video-Ethnography Revisited. Making Visible Material, Embodied and Sensory Practices*. Palgrave. https://doi.org/10.1007/978-3-030-65551-8

Grosjean, S., Grandena, F., & Bonneville, L. (2017). Le chercheur, la caméra et l'organisation. *SociologieS*, L'enquête ethnographique en mouvement :

circulation et combinaison des sites de recherche. https://doi.org/10.4000/sociologies.6475

Grosjean, M. (1997). Les chercheurs, les agents et leurs caméras au PCC de la ligne A du RER. *Champs visuels, Revue interdisciplinaire de recherches sur l'image « Filmer le travail : recherche et réalisation »,* 6, 26-36.

Heath, C., Hindmarsh, J., & Luff, P. (2010). *Video in Qualitative Research. Analysing Social Interaction in Everyday Life*. SAGE.

Knoblauch, H., Schnettler, B., Raab, J., & Soeffner, H.-G. (Eds.) (2012). *Video a nalysis: Methodology and Methods. Qualitative audiovisual Data analysis in Sociology*. Peter Lang.

Lacoste, M. (1997). Filmer pour analyser. L'importance du voir dans les micro-analyses du travail. *Champs visuels, « Filmer le travail : recherche et réalisation », 6,* 10-17.

Le Blanc, G. (2007). *Vies ordinaires, vies précaires*. Seuil.

Lhuilier, D. (2015). Puissance normative et créative de la vulnérabilité. *Éducation permanente, 202*(1), 101-116.

Macé, M. (2016). *Styles. Critique de nos formes de vie*. Gallimard.

Maillard, N. (2020). A quoi sert la vulnérabilité ? Enjeux éthiques et politiques d'un concept émergent. In D. Doat & L. Rizzerio (Eds.), *Accueillir la vulnérabilité. Approches pratiques et questions philosophiques* (pp. 29-66). Érès. https://doi.org/10.3917/eres.doat.2020.01.0029.

Miossec, Y., & Clot, Y. (2011). Le métier comme instrument de protection contre les risques psychosociaux au travail : le cas d'ingénieurs managers de proximité. *Le travail humain,* *4*(74), 341-363. https://doi.org/10.3917/th.744.0341

Mondada, L. (2011). *Exigences analytiques pour l'enregistrement de la parole-en-interaction*, Protocole pour les enregistrements vidéo, Laboratoire ICAR.

Oddone, I., Re, A., & Biante, G. (2015). *Redécouvrir l'expérience du travail.* La Dispute (Publication originale du livre 1981).

Perrot, E. (2017). *L'activité transférentielle, une ressource au service du développement du métier : le cas des agents d'escale et de service commercial en gare*. Thèse doctorat en psychologie. Cnam. https://tel.archives-ouvertes.fr/tel-01544968/document

Pichonnaz, D., Bécherraz, C., Knutti, I., Staffoni, L., & Schoeb, V. (2017). Filmer les soins. Données vidéo et recherche qualitative. *Recherches*

Qualitatives, *36*(2), 63-84. http://www.recherche-qualitative.qc.ca/documents/files/revue/edition_reguliere/numero36(2)/rq-36-2-nume-ro-complet.pdf

Poussin, N. (2020). Ethnographier les traces de l'affect : une tentative en clinique de l'activité. *Recherches qualitatives*, *39*(2), 149-170. https://doi.org/10.7202/1073513ar

Rancière, J. (2008). *Le spectateur émancipé*. La Fabrique.

Rancière, J. (2000). *Le partage du sensible : esthétique et politique*. La Fabrique.

Reavey, P. (Ed.) (2021). *A Handbook of Visual Methods in Psychology. Using and Interpreting Images in Qualitative Research*. Routledge.

Relieu, M., Licoppe, C., & Lan Hing Ting, K. (2010). Filmer le travail dans les centres d'appels : le cadrage vidéo et sonore comme mise à l'échelle de l'activité. In G. Valléry, M.-C. Le Port & M. Zouinar (Eds.), *Ergonomie, conception de produits et service médiatisés* (pp. 37-55). PUF.

Sévérac, P. (2009). De la multiplicité simultanée à l'autonomie singulière : l'activité du corps et de l'esprit. In C. Jaquet, P. Sévérac & A. Suhamy (Eds.), *La théorie spinoziste des rapports corps/esprit* (pp. 19-25). Hermann.

Sévérac, P. (2011). *Spinoza*. Vrin.

Theureau, J. (1992). *Le cours d'action : analyse sémio-logique. Essai d'une anthropologie cognitive située*. Peter Lang.

Vygotski, L. (1994). *Défectologie et déficience mentale*. Delachaux et Niestlé.

Vygotski, L. (1997). *Pensée et langage*. La Dispute. (Publication originale du livre 1934).

Vygotski, L (2003). La conscience comme problème de la psychologie du comportement. In L. Vygotski, *Conscience, inconscient, émotions* (pp. 61-94). La Dispute. (Publication originale de l'article 1925).

Vygotski, L (2003). Les émotions et leur développement chez l'enfant. In L. Vygotski, *Conscience, inconscient, émotions* (pp. 123-153). La Dispute. (Conférence prononcée en 1932).

Vygotski, (2010). *La signification historique de la crise en psychologie*. La Dispute. (Publication originale du livre 1927).

Wallon, H. (1998). *Les origines du caractère chez l'enfant*. PUF. (Publication originale du livre 1934).

CHAPITRE 6, *VULNERABILITE, METAMORPHOSE, ET DEVENIR SUR LE PARCOURS DE VIE D'ETUDIANT.E.S EN REPRISE D'ETUDES A DISTANCE*, *Catherine Gouédard*[1], *Anne Bationo-Tillon*[2]

1. Introduction

L'accompagnement à la construction d'un parcours de formation et professionnel est devenu ces dernières années une préoccupation dans les universités, afin d'accompagner chacun.e à être auteur.e de son devenir. Pour beaucoup d'étudiant.e.s à distance en reprise d'études, leur parcours antérieur avant l'entrée en formation peut être déjà marqué par de nombreuses transitions et bifurcations, professionnelles, caractéristiques des parcours contemporains. La réflexion portée par les enseignantes-chercheuses pour l'écriture de ce chapitre, conceptrices d'un dispositif d'accompagnement à l'institut à distance en psychologie à l'université Paris 8, et accompagnantes elles-mêmes de ces étudiant.e.s, vise à analyser les processus de vulnérabilité et les métamorphoses vécues par des étudiant.e.s en lien avec la mise en représentation imagée de leur parcours de vie et professionnel et leurs projections pour l'avenir. En effet, à partir de l'accompagnement réalisé sur plusieurs années universitaires, le constat est que des expériences de vulnérabilité marquent le parcours, pour un certain nombre d'entre eux/elles.

Ce constat invite à mieux comprendre les processus qui ont conduit aux épisodes de vulnérabilité à travers les images que donnent à voir les étudiant.es, la manière dont ils mettent en représentation l'expérience de la vulnérabilité et comment celle-ci peut constituer une opportunité de développement professionnel et personnel. Considérant, que revenir sur son parcours est à la fois un objet de connaissance et de transformation, il s'agit donc d'analyser ce que tirent les étudiant.e.s de cette mise en figuration de leur parcours, autrement dit comment cette figuration participe à engager une « activité constructive » (Samurçay et Rabardel, 2004), à infléchir de nouvelles potentialités d'apprentissage et d'action, et à soutenir leur pouvoir

[1] Laboratoire Paragraphe, équipe C3U, Université Paris 8 Vincennes-Saint-Denis, France.
[2] Haute école pédagogique Vaud, Lausanne, Suisse.

d'agir et la construction des perspectives d'avenir (Gouédard et Bationo, 2022).

Après avoir présenté le cadre conceptuel qui sous-tend l'analyse des expériences de vulnérabilité chez ces étudiant.e.s, le dispositif d'accompagnement des étudiants en formation à distance de psychologie sera brièvement présenté avant de se centrer plus particulièrement sur le module spécifique, intégré en deuxième année de formation, qui invite à la mise en image de son parcours. Le corpus pour l'analyse des images de la vulnérabilité sur le parcours de vie des étudiant.e.s sera ensuite présenté ainsi que les questionnements qui ont orienté les analyses conduites. En partant des images mobilisées par les étudiant.e.s, que nous présenterons sous forme de vignettes extraites des productions visuelles afin d'illustrer les aspects marquants de nos analyses, les résultats s'organiseront autour de la vulnérabilité, mais aussi de la métamorphose et des issues qui s'ouvrent après la traversée de la vulnérabilité, et seront ensuite discutés en regard de la nature de l'accompagnement que dessinent les analyses conduites.

2. Cadre conceptuel pour étudier les expériences de vulnérabilité

Dans ce chapitre, le cadre conceptuel du « sujet capable » (Rabardel, 2005) est mobilisé ; il prolonge et condense les apports antérieurs de Rubinstein, grand psychologue russe du début du 20e siècle. Portant une attention particulière à la dialectique de la vulnérabilité et du pouvoir d'agir, l'approche transitionnelle (Bationo-Tillon, 2017, 2020) est également mobilisée de manière complémentaire, pour investiguer plus précisément les épisodes de vulnérabilité. Le sujet capable dispose d'un ensemble de ressources à la fois internes et externes, ressources constitutives de son pouvoir d'agir, qu'il mobilise au sein de ses activités et qui médiatisent et donnent forme à ses différents rapports au monde : rapport aux objets d'activités (son travail), aux autres sujets et à lui-même (Rabardel, 2005). Dans les pas de Rubinstein, Rabardel considère le sujet capable comme un sujet en devenir, acteur de ses dynamiques évolutives, auteur de son développement. En effet, l'activité constructive, s'apparente à la capacité d'initiative créative mise en évidence par Rubinstein qui souligne que « c'est par ses actes créatifs que l'individu non seulement peut se caractériser mais également se construire » (Nossulenko et Rabardel, 2007, p.14). Dans la vie sociale, les individus apparaissent sous couvert de masques et de fonctions qui peuvent entraver la personnalité dans la possibilité de se réaliser dans l'activité. Il s'avère donc parfois nécessaire, selon Rubinstein, de se dégager de la contrainte exercée par la société. Pour Rubinstein, le sujet doit résoudre la contradiction entre la coercition sociale et la liberté de la personnalité. C'est la capacité de résoudre cette contradiction qui le rend sujet de sa vie. Ainsi la clef de voûte de la pensée de Rubinstein, réside dans la connaissance que l'homme a de lui-même, de son activité et de sa place dans le monde. Au fur et à mesure que la vie de l'individu se transforme, l'activité se modifie, en prenant de nouvelles formes ; elle se construit et se manifeste alors d'une manière renouvelée Si la personnalité s'interroge sur son itinéraire de vie et son positionnement dans le monde, elle devient capable d'organiser sa vie, de structurer ses tâches et ses projets. Ainsi, il s'agit d'interroger la manière dont l'accompagnement mis en place à distance, auprès des étudiant.e.s, en vue de réfléchir à la construction de leur parcours, permet à chacun.e. de revenir sur des épisodes de vulnérabilité qu'ils/elles relèvent pour impulser un mouvement de développement, et déployer une activité constructive renouvelant leur rapport au monde, aux autres, à leur projet de vie et à eux-mêmes. Rabardel, nous rappelle que l'expérience vécue de la vulnérabilité peut entraîner des diminutions du pouvoir d'agir tout autant que des occasions de développement.

Rosa (2018, 2022) fait un pas de plus en soulignant l'importance pour le sujet d'accepter ses vulnérabilités puisqu'une expérience de résonance émerge le plus souvent sur fond d'aliénation. En effet, pour ce dernier, tous les sujets font au cours de leur vie, des expériences décisives de résonance, c'est-à-dire des moments pendant lesquels la corde qui les relie au monde vibre intensément et redonne souffle à leur rapport au monde. Inversement, tous les sujets font également des expériences durant lesquelles le monde leur apparaît hostile et froid. Dans cette perspective, la conduite de vie procède de la recherche d'oasis de résonance et d'efforts pour éviter la répétition des expériences de traversée du désert, autrement dit d'épisodes de vulnérabilité.

C'est dans cette optique que l'approche transitionnelle est mobilisée, pour explorer plus précisément, ce qui se joue pour les étudiant.e.s majoritairement concerné.e.s par une configuration de reconversion professionnelle, en se centrant plus particulièrement sur les épisodes de vulnérabilité au sein de leur parcours. Comment mobilisent-ils les épisodes de vulnérabilités ? Comment les intègrent-ils à leur parcours de vie ? Comment sont représentées et racontées les entrées et sorties de ces épisodes de vulnérabilités ? Que se passe-t-il dans l'intervalle ? En effet, l'approche transitionnelle, est complémentaire de l'approche développée par Rabardel, puisque c'est un prisme qui permet d'examiner la bascule d'une entrée dans une situation inédite pour un sujet empêché de faire comme d'habitude, afin d'éclairer les voies empruntées par ce sujet pour aller vers une situation de plus grande maîtrise, autrement dit, pour éclairer la transition en train de se faire. Ce prisme est ainsi propice à examiner ce qui se passe au cours d'un épisode de vulnérabilité durant duquel se réorganise l'expérience du sujet ainsi que les transformations qui en résultent à l'échelle de l'expérience de l'individu, de son activité de conduite de vie ainsi que de son système de ressources, pouvant conduire à des genèses conceptuelles, instrumentales, expérientielles ou encore identitaires.

3. Présentation du dispositif d'accompagnement à distance

Un dispositif à visée développementale

Le dispositif d'accompagnement à la construction de son parcours universitaire et professionnel est une adaptation de celui mis en place pour les étudiants en présentiel[1] (Gouédard et Bationo-Tillon, à paraître). Il se compose de différents modules différenciés dans le cursus de formation de l'étudiant pour un accompagnement progressif de l'étudiant sur ces trois années de Licence. Des supports écrits sont fournis à l'étudiant.e pour conduire sa réflexion, et l'étudiant.e à la possibilité d'échanger via un forum d'échanges ouvert par l'enseignant.e en charge de l'accompagnement, Fondé sur le modèle du « sujet capable », il est à visée développementale. L'attention sera portée sur le module dédié aux étudiants de seconde année de Licence, qui inclut une mise en représentation visuelle du parcours. Le présupposé de ce module est que revenir sur son parcours et les événements significatifs qui l'ont ponctué, serait pour l'étudiant.e l'occasion d'une prise de conscience de ses dynamiques développementales et une occasion de développer son potentiel. L'accompagnement proposé par ce dispositif, qui vise à conduire

---

[1] Ce dispositif, initié par l'équipe d'ergonomie C3U (porteurs du projet : Catherine Gouédard et Pierre Rabardel), a été soutenu par le CEVU (Conseil des études à la vie universitaire) de l'Université Paris 8, dans le cadre du « Plan quadriennal » (2009-2012) qui visait à mettre en place les axes stratégiques et actions pour la réussite des étudiants de l'Université Paris 8.

les étudiant.e.s à un travail d'auto-analyse de leurs expériences, pourrait ainsi constituer une opportunité de réfléchir à la construction du sens de leur parcours, où l'expérience peut être « refigurée, réélaborée, dans un approfondissement de l'expérience sur elle-même » (Pastré, 2013, p. 93), et être ainsi propice à donner une nouvelle direction à l'expérience (Dewey, 1938) et à l'élaboration de perspectives d'avenir.

Les différentes étapes conduisant à la mise en images de son parcours

Le module qui est considéré pour les analyses conduites est construit selon cinq étapes qui visent à travailler progressivement l'expérience. Dans la première étape, l'étudiant.e est invité.e à reporter sur une frise chronologique ses expériences professionnelles passées et actuelles, à les regrouper en périodes et à les nommer, en mentionnant la tonalité affective de ces périodes, et à identifier ce que ce travail lui apprend sur ses intérêts et ses valeurs. Il s'agit aussi au cours de ce travail de repérer les transitions vécues dans le passé, subies ou impulsées par soi-même, de les interroger à partir d'un guide de questionnement, jusqu'à interroger la transition actuelle (formation à distance) dans laquelle l'étudiant.e s'est engagé.e. La deuxième étape invite à remonter le temps, pour faire le point sur le cheminement des souhaits professionnels, d'une part en re-parcourant les divers métiers rêvés, d'autre part en mettant en évidence la diversité des influences sur l'orientation ou choix professionnels.

De même, différents exercices (reconstitution de l'arbre généalogique des métiers, etc.) guident l'étudiant.e pour cette étape, comme pour dans la troisième étape qui suit, et qui consiste à élaborer la boussole de ses intérêts et valeurs professionnels. La quatrième étape amène l'étudiant.e. à confronter ses différentes productions, à faire émerger une ou plusieurs analogies (une métaphore, une image) organisatrices qui permettraient d'articuler de manière cohérente l'ensemble du travail préalablement réalisé. Elle vise aussi à intégrer les différentes échelles de l'existence (de l'échelle transgénérationnelle à celle de son parcours de formation et professionnel), ainsi que la manière dont les différents fils (imaginaires, factuels, projetés, issus du passé) se nouent pour chacune des transitions identifiées. Elle prépare à l'étape finale consistant à produire une image du parcours, dont la forme est libre et créative, et d'en faire un commentaire synthétique (d'une dizaine de lignes) afin de travailler l'articulation des expériences passées, présentes futures, qui témoigne de son cheminement singulier et de ce qui sous-tend son orientation. Cette image consiste en un patchwork d'éléments visuels (photos, images découpées dans des magazines, dessins/croquis, etc.), où des symboles et des mots peuvent aussi être utilisés pour expliciter la représentation imagée. Pour ces deux dernières étapes, l'étudiant.e est aussi accompagné.e afin de l'inviter à s'auto-questionner à l'issue de ce travail et identifier ce qu'il/elle retire pour lui/elle-même de cette mise en représentation en images. L'image du parcours (et de son commentaire) est remise à l'enseignante accompagnatrice pour attester du travail de réflexion réalisé.

4. Le corpus et la méthode d'analyse

Le corpus examiné pour l'analyse concerne un ensemble de 206 parcours réalisés par les étudiant.e.s en psychologie de l'institut de l'enseignement à distance recueillis sur une année universitaire. Il n'y a pas de critères particuliers qui ont conduit à la sélection d'une année universitaire plutôt qu'une autre, mais la spécificité est qu'elle fait cependant suite à l'année 2020 marquée par la pandémie mondiale. Dans ce corpus, toutes les productions visuelles des étudiant.e.s témoignant explicitement de périodes ou d'épisodes de vulnérabilité sur le parcours des étudiant.e.s ont été sélectionnées : 59 productions au total ont été retenues (ce qui représente 28,5% du corpus). Elles ont été examinées en tenant compte du commentaire écrit par l'étudiant.e de sa production afin d'étayer l'analyse.

Un regard croisé sur ces images de vulnérabilité, porté par les deux chercheures auteures de ce chapitre, a permis d'analyser chaque production singulière en considérant le rapport entre le parcours global de l'étudiant.e. et les épisodes de vulnérabilité, afin de dégager une typologie de vulnérabilité signifiante en lien avec les aspects propices à l'émergence de la vulnérabilité et/ou les déclencheurs de ces épisodes sur le parcours de l'étudiant.e. Il s'agissait aussi de relever comment les étudiant.es représentent en images ce vécu de la vulnérabilité (Quelles sont les propriétés des images ? Que nous donnent-elles à voir ?), mais aussi comment ils/elles représentent leur métamorphose (Comment le processus pour se dégager des épisodes de vulnérabilité est-il représenté ? Quelles constructions en train de se faire est-il possible d'identifier à partir de ces images ?). L'analyse a aussi considéré les projections futures (les images de l'issue de ce processus) en liaison avec les ressources créées/mobilisées au cours de leur cheminement. Une attention particulière a été aussi portée sur la manière dont les étudiant.e.s mettent en forme visuellement les différentes transitions vécues sur leur parcours de vie, tant les formats et métaphores apparaissent diversifiés, et afin de ne pas perdre la cohérence globale d'ensemble de la représentation.

Enfin, l'analyse s'est attachée à comprendre comment les étudiant.e.s instrumentent leurs productions pour reconsidérer autrement leur parcours, et les re-conceptualisations à l'œuvre. Il s'agissait d'éclairer comment ce travail de mise en forme imagée réflexif contribue à des aspects développementaux par l'émergence de nouvelles prises de conscience et de caractériser l'ouverture vers le devenir du « sujet capable ».

5. Les résultats des analyses conduites

Les processus d'émergence de la vulnérabilité. Le poids des injonctions familiales et sociales

Dans la mise en intrigue des posters visuels, et à la lumière du parcours global, les injonctions, qu'elles soient familiales ou sociales, participent en arrière-plan à l'émergence des épisodes de vulnérabilité (elles concernent plus de la moitié des productions des étudiant.e.s). Pour les premières, qui sont les plus fréquentes, les images retracent des assignations subies, marquées parfois par la dévalorisation des choix d'orientation exprimés qui conduisent à mettre de côté ses projections d'avenir sous la pression familiale. Elles sont celles de personnages prescripteurs, représentant le plus souvent le(s) parent(s) ou s'incarnant dans des figures maléfiques, comme une sorcière (Fig. 1), où les mots qui s'inscrivent dans ces images viennent briser les rêves.

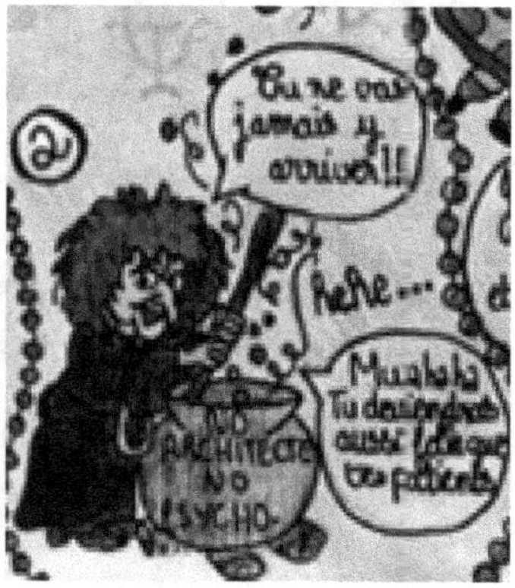

Figure 1 – La sorcière qui brise les rêves

Mais, plus généralement, les injonctions familiales renvoient aussi à un suivi, plus ou moins conscient, de valeurs promulguées par la lignée familiale (sécurité, argent, prestige, etc.), où le sujet parfois n'ose exprimer ses inspirations profondes pour ne pas déroger à son cercle familial et en résultent des non choix. Les images représentent des tensions internes, symbolisées par exemple par une balance, où au final les valeurs familiales remportent contre les aspirations premières. Dans les deux cas, le sujet occupe une place au travail où il ne se retrouve plus, est perdu, car désaligné avec ses propres valeurs. Il rencontre alors la vulnérabilité qui prend forme de différentes manières (non-sens, profond malaise ou ennui, etc.). Enlisé dans ce processus, il met parfois des années avant de s'en dégager, mais à un moment ou un autre de son parcours, et souvent favorisé par des déclencheurs bien identifiés (réorganisation au travail et suradaptation, décès ou naissance dans la famille, etc.), il sort de ce processus. Les injonctions sociales, quant à elles, caractérisent des valeurs prônées par la société, et sont notamment celles de la performance productive et financière ; dans ce cas, elles ne sont pas rapportées par les étudiant.e.s comme étant liées au cercle familial. Dans ces images, le sujet se représente dans le travail souvent embarqué sur une autoroute, suivant des rails pour se conformer aux normes sociales (Fig. 2), jusqu'au moment où il met fin à cette course effrénée vers la réussite, de lui-même, en s'avouant le leurre et l'illusion, ou forcé par les circonstances (covid-19, etc.) ou encore la dégradation de son état de santé (burn-out).

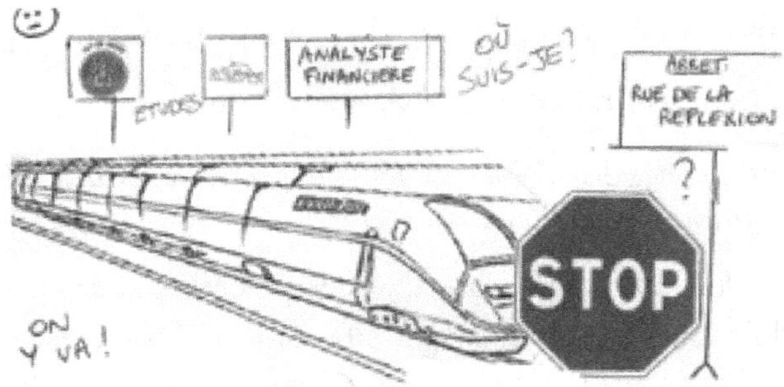

Figure 2 – Les injonctions sociales à la performance

Certain.e.s, choisissant la sécurité dans un monde marqué par l'incertitude et le chômage et la nécessité de gagner sa vie, finissent de même par être aux prises avec le non-sens du métier choisi, avant tout qualifié d'alimentaire (Fig. 3). Ce travail, ne pouvant venir les combler, ils/elles ne peuvent s'épanouir, et finissent par lever les compromis intérieurs en vue de prendre un autre chemin serpentin qui les tire de l'absurde ressenti.

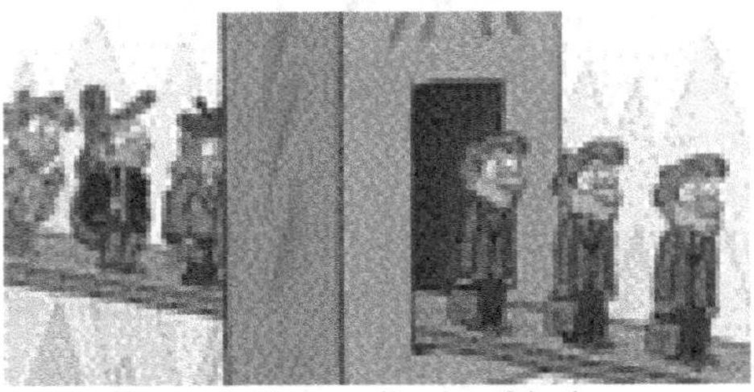

Figure 3 - Un travail qui ne fait plus sens

Les épreuves de vie

Les épreuves de vie marquent le matériel biographique mis en images par les étudiants. Elles renvoient à des processus, liés à l'imprévisible que traverse le sujet au cours de son existence. Si elles pouvaient déjà parfois s'observer dans le précédent point développé, en tant que précipitant la reconversion professionnelle dans un contexte de désalignement avec ses valeurs, elles peuvent apparaître aussi au cœur de l'organisation même de l'histoire du sujet et impactent alors la structuration et la recomposition du parcours de vie. Ces épreuves (Fig. 4 et Fig. 5) renvoient à divers vécus douloureux (maladies chroniques, handicap pour soi ou sa famille, accident du travail, crise familiale, harcèlement et anxiété au travail, traumatismes, pandémie de la covid-19, etc.), pouvant parfois se cumuler. Ce qui est intéressant de relever est que lorsque les étudiant.e.s les évoquent en images, ces épreuves agissent pour beaucoup d'entre eux/elles, comme un accélérateur d'une transition professionnelle vers laquelle ils/elles tendaient déjà, sans pour autant l'avoir encore réalisée. Elles viennent confirmer leur sensibilité au soin, à l'écoute et l'accompagnement d'autrui, qui les anime de plus ou moins longue date, et les poussent vers le métier de psychologue. Cette sensibilité peut s'être construite sous l'influence de valeurs du cercle familial impliqué dans les métiers de santé, ou à partir de rencontres et de diverses expériences vécues visant à soutenir autrui sur son chemin (dans son entourage ou dans la profession exercée). Elle peut aussi être reliée au fait qu'eux/elles-mêmes ont expérimenté un suivi psychologique ou autres méthodes alternatives à l'occasion de l'épisode de vulnérabilité pour se maintenir en santé (Fig. 6). Les épreuves permettent ainsi d'affiner la construction de leur parcours, l'épreuve venant réveiller des désirs enfouis, parfois secrets, non réalisés, et viennent le

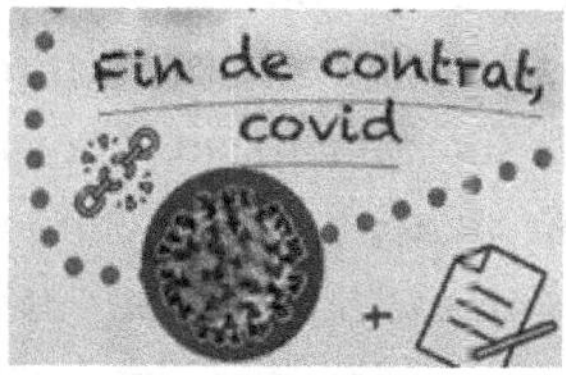
Fin de contrat,
covid

Figure 4 – L'épreuve de la Covid

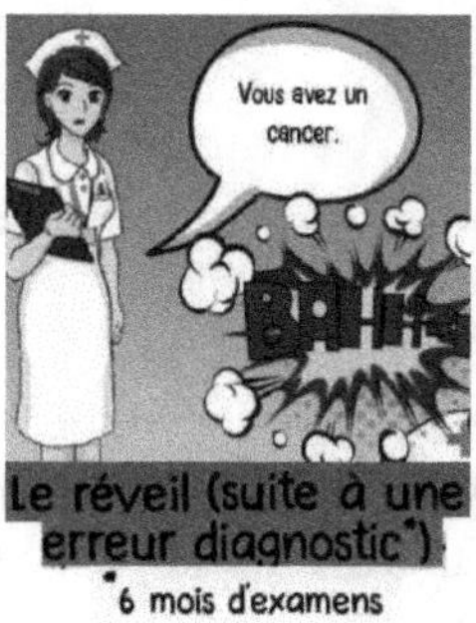
Vous avez un cancer.
Le réveil (suite à une erreur diagnostic*)
6 mois d'examens

Figure 5 – La maladie et la fragilité de la vie

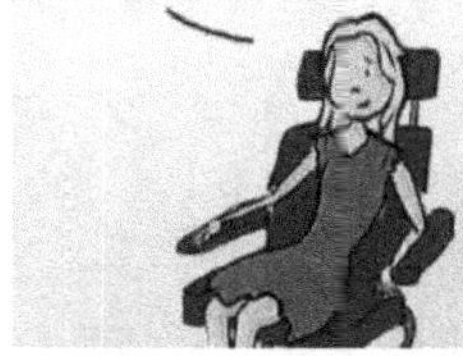

Figure 6 – Vulnérabilité et suivi psychologique

confirmer. Dans ce cas, les images et le commentaire associé, évoquent la continuité, telle une rivière qui se poursuit en cohérence avec sa personnalité, un cheminement qui se construit étape par étape, après s'être autorisé.e à se lancer dans cette reconversion professionnelle après l'épreuve. Si des pancartes sont présentes sur le parcours imagé, l'orientation ne s'apparente pas à une véritable bifurcation, mais permet progressivement de s'approcher de soi-même, dans la projection du métier de psychologue, de tisser des liens du métier exercé à celui envisagé ou de préparer une évolution de carrière. A contrario, pour d'autres étudiant.e.s mettant également l'épreuve de vie au centre de leur intrigue, le processus de vulnérabilité impose une profonde remise en question et balaie les certitudes (Fig. 7). L'épreuve conduit à la rupture, ouvrant vers de nouveaux horizons qu'ils découvrent, à une véritable bifurcation sur le parcours de travail, un changement de cap transformant l'existence.

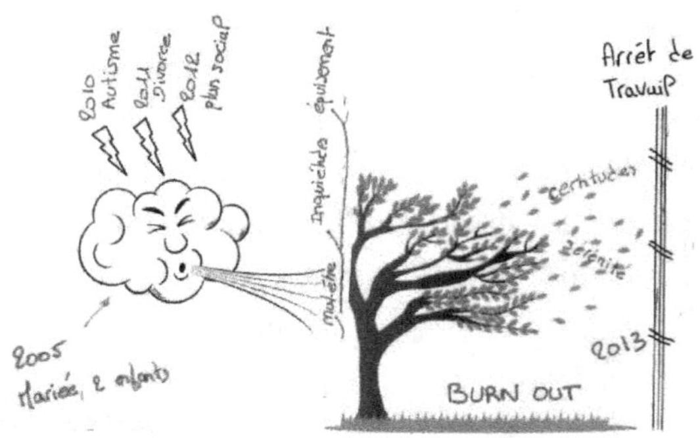

Figure 7 – Cumul d'événements bousculant les certitudes

L'analyse des parcours mis en images montre que la vulnérabilité peut encore s'inscrire dans un mal être existentiel qui s'ancre dans le passé (Fig. 8), et conduisant à l'épreuve de la désorientation, prégnante et familière pour le sujet. Les étudiant.e.s évoquent, dans ce cas, l'absence de rêves, la difficulté à se projeter et leurs limites, le manque de repères, souvent en lien avec un passé difficile (placement familial, phobie sociale et harcèlement scolaire, etc.). Certain.e.s. sont encore parfois au cœur de ce vécu douloureux (bipolarité dont ils/elles font l'expérience par exemple). La reprise des études est motivée par la reconstruction, le souhait de guider autrui pour qu'il puisse trouver sa voie, offrant la possibilité de donner à leur tour après avoir reçu beaucoup d'autrui dans l'épreuve. Cette typologie visant à caractériser les principaux phénomènes

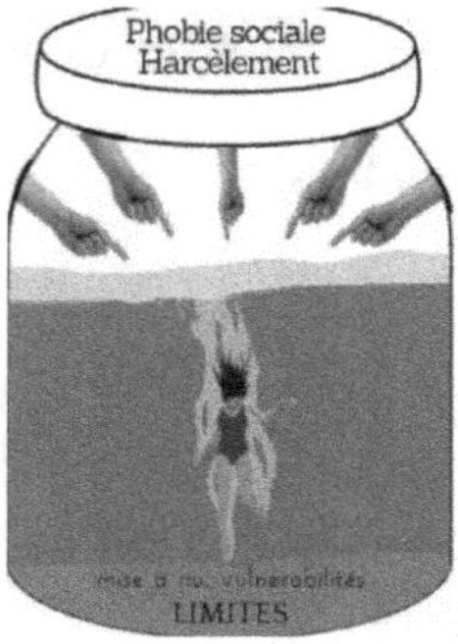

Figure 8 – Passé douloureux et mal-être

participant à l'émergence de la vulnérabilité, n'épuise pas toute la diversité des phénomènes observés. Ainsi, dans d'autres cas relevés, s'observe la non réussite du parcours de formation rêvé où le sujet doit faire face à l'épreuve de renoncement et l'errance professionnelle qui la succède, le non-sens du parcours choisi lors de la première orientation en formation source de déprime jusqu'à la réorientation, l'impossibilité de continuer le métier rêvé, marquée par la désillusion face au réel ou la difficulté à en vivre, venant déstabiliser la trajectoire projetée et obligeant la reconstruction d'un autre chemin.

La représentation de soi au cours de l'épisode de vulnérabilité

Un regard transversal sur les modes de figuration de la vulnérabilité montre que différents registres sont mobilisés par les étudiant.e.s pour caractériser le vécu au cours de l'épisode de vulnérabilité. Ils/elles se représentent à travers un personnage en souffrance, affecté dans son corps physique et/ou son psychisme. C'est un sujet ne pouvant plus se tenir debout, recroquevillé sur lui-même, écrasé, enchaîné ou encore enfermé comme dans une cage (Fig. 9 et 10). Certain.e.s utilisent aussi des images caractérisant les organes malades et les photographies de médicaments, pris au cours de ces épisodes, ou bien encore mettent en scène le traumatisme (incarnation de soi dans le petit chaperon rouge sous forme de vignettes de photoroman où le sujet est au cœur de l'histoire).

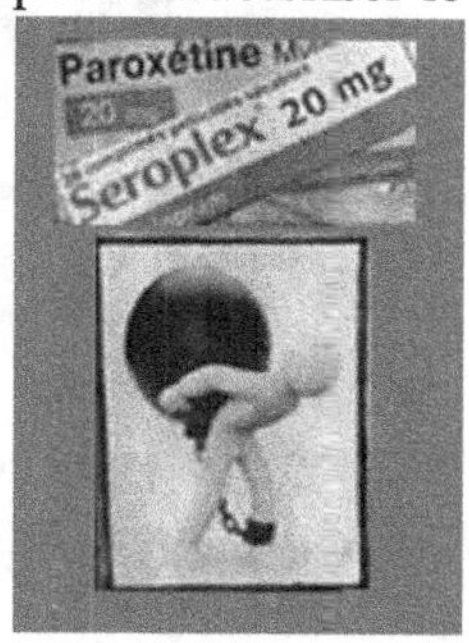

Figure 9 - Un personnage enchaîné

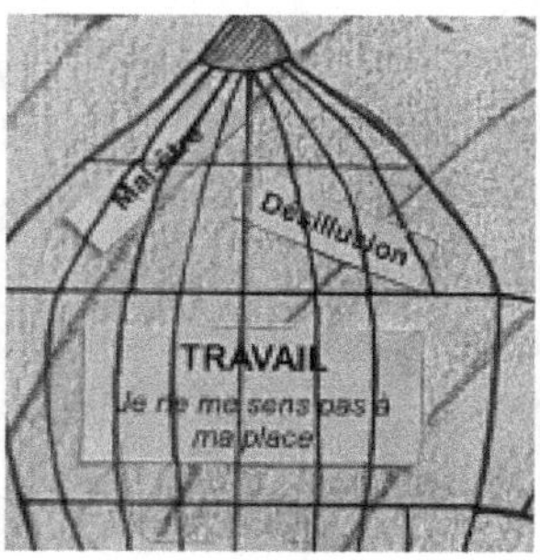

Figure 10 - La cage

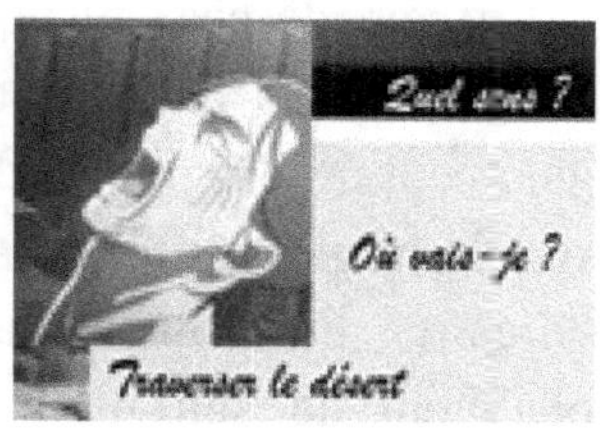

Figure 11 – Le désert existentiel

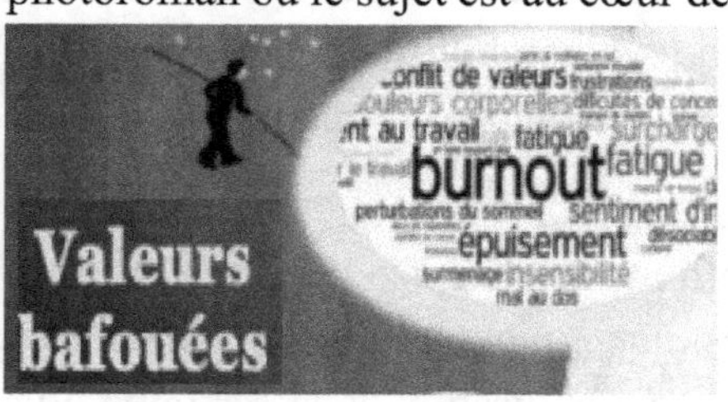

Figure 12 – L'équilibriste

D'autres montrent un sujet qui traverse le vide existentiel et l'ennui (désert, trou noir cosmique, mer d'huile, etc.) ou encore des zones de turbulences (marquées par des nuages menaçants, la foudre, des éclairs, des tornades, un avion qui fait des vols planés, des baromètres détraqués à l'image de leur santé). Certaines représentations font état d'un sujet qui après avoir résisté dans un monde hostile (montagnes, tempêtes), finit par s'épuiser au travail jusqu'au burn-out (image de la pile déchargée, etc.) ou explose d'un trop plein (« boom »). L'image de l'équilibriste dans la nuit, pouvant tomber d'un moment à l'autre, de la chute soudaine (gouffre) ou d'une chute (cascade) qui se fait progressivement au fil des années sont aussi présentes. Dans plusieurs figurations, se retrouvent aussi des images évoquant les tensions identitaires, à travers l'image d'un sujet divisé, d'un personnage à double facette qui écrit que tout va bien puis aussitôt l'inverse, des masques où sa véritable personnalité reste dans l'ombre. Pour parler de leur expérience de vulnérabilité, plusieurs étudiant.e.s mobilisent aussi des images issues des domaines littéraires (par exemple, *Le mythe de Sisyphe* d'Albert Camus), cinématographique/musical ou artistique, tel le tableau *Le cri* d'Edvard Munch symbole de l'homme moderne emporté par une crise d'angoisse existentielle.

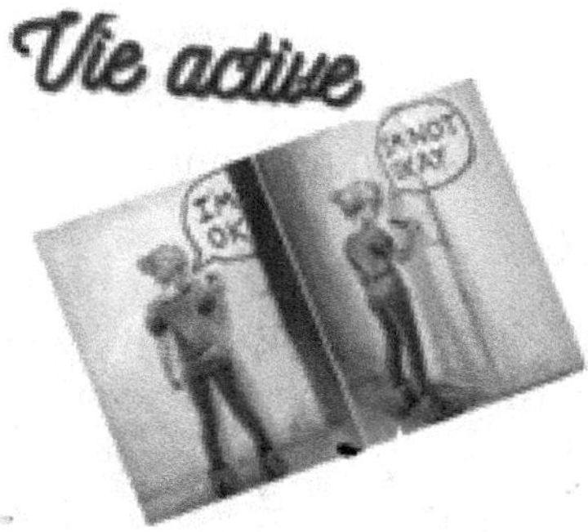

Figure 13 - Face et pile

Métamorphose et analogies de l'issue

Au sein de ces épisodes de vulnérabilité peuplés d'expériences vécues d'empêchement (cage, bocal, personne repliée sur elle-même), apparaissent également des fragments d'expérience, symbolisant le renouveau, l'espoir en train de surgir, tels qu'un papillon qui virevolte ou un rayon de mots « I have a dream » qui émane malgré tout de la période sombre traversée. Ainsi cohabitent au sein de ces épisodes de vulnérabilité, les indices d'une expérience vécue empêchée tout autant que les indices d'une métamorphose en cours.

En effet, lorsque les personnes se confrontent à un épisode de vulnérabilité, une rupture, des pertes ou des blessures, une continuité plus profonde est à l'œuvre, mais cette continuité nécessite une mobilisation de la personne. Elle se traduit par la détermination de la poursuite de son cheminement (par exemple sauter par-dessus un précipice) malgré les obstacles (gouffre). Un des posters matérialise cette continuité par la présence des circonvolutions d'un fil de vie plus ou moins tortueux au gré des événements. Ce dernier s'enroule, s'embrouille, se dénoue tout au long du parcours, change de couleur selon les événements, devenant noir au gré des épreuves puis se transformant en arc-en-ciel dans le devenir projeté. L'image de l'arbre qui se renouvelle, malgré les différentes épreuves, est aussi une image souvent mobilisée (Fig. 14). Ce fil continu de la vie se nourrit de nombreuses analogies, l'analogie la plus prégnante étant le voyage de l'existence (un voilier dans la houle qui se transforme au fil du temps en caravelle, un vol de fusée de planètes à planètes, une randonnée sur la crête d'une montagne, une escalade d'une paroi rocheuse…) mettant d'ailleurs fréquemment en scène une forme de ralentissement salvateur laissant place à la réflexion, fissurant la ligne droite bien dessinée, pour laisser de la place à de l'indétermination propice à l'emprunt de chemins de traverse. Ces formes de ralentissement sont exprimées de diverses manières, et vécues de manière plus ou moins brutale, comme en témoignent la diversité des panneaux de signalisation routière (Stop, Sens interdit) qui émaillent les posters, mais également les transitions d'un mode de transport à un autre : de l'autoroute au chemin exploratoire, jusqu'au parking dans une aire de repos, ou encore de l'avion ou du Train Grande Vitesse (TGV), au pas-à-pas, parfois grâce au confinement, à une maladie, un burn-out, ou tout autre événement *a priori* éprouvant de la vie.

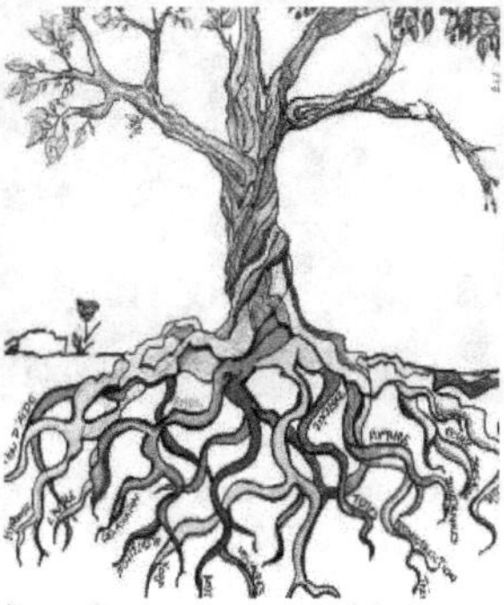

Figure 14 – Le fil de la vie

C'est au cours de ce ralentissement qu'advient une bascule, une transition au cours de laquelle les personnes transforment le passif en actif, le subi en assumé, le reçu en conçu, les contraintes en ressources pour reprendre les termes de Pastré (2011). C'est également au cours de ces ralentissements qu'apparaissent, que s'élaborent pour partie, des ressources précieuses : la rencontre avec des personnes importantes, avec un livre, avec un ou une thérapeute, avec une activité artistique. Enfin, c'est également au cours de ces transitions que s'opèrent des changements de rôles identitaires : de la guerrière, à la bénéficiaire du *care*, à la décision d'entamer une formation pour devenir professionnelle du *care* ou encore du rôle du petit chaperon rouge, au rôle d'écoute et d'accompagnement du petit chaperon rouge, au rôle d'écoute et d'accompagnement du loup (Fig. 15).

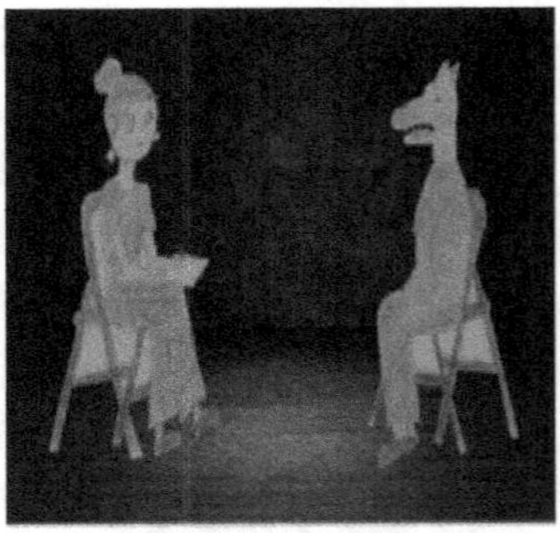

Figure 15
L'accompagnante du loup

Ces détours du côté de la « rue de la réflexion », sont présents dans la diversité des posters et donnent lieu à une multiplicité de genèses de l'expérience qui participent d'une continuité plus profonde où se dessinent des chemins empruntés pour inscrire leur existence dans un mouvement de développement malgré l'épisode de vulnérabilité. Ce geste d'élaboration du poster participe donc de l'activité constructive que déploie le sujet capable. Il participe à la construction d'un rapport renouvelé au monde, à soi, aux autres et à son existence, à la possibilité de refaçonner remodeler les épisodes de vulnérabilité pour les articuler à leur parcours plus global. Ce rapport renouvelé est restitué sous forme d'intrigue empruntant des analogies issues du monde du théâtre (acte 1, acte 2), des séquences cinématographiques mettant en scène le clap du tournage ou d'une pellicule cinématographique, un livre ouvert en train d'être écrit, la répétition de motifs en croissance (ex : graine, fleur, arbre ou la figuration de la personne avec ses rêves de métiers à 7 ans, 27 ans puis 37 ans).

Ce travail d'élaboration du poster accompagne l'identification du cumul des identités du sujet et/ou l'identification des contradictions identitaires du sujet (Fig. 16), sous-tendues notamment par les aspirations profondes du sujet singulier versus les aspirations de la lignée familiale du sujet. Tel un chef d'orchestre, à travers l'élaboration du poster, les personnes réalisent une composition des différents fragments de leur existence qu'elles réagencent de manière cohérente (ainsi l'image du puzzle en train de se constituer apparaît). Se faisant, elles deviennent l'auteure de leur chemin de vie. Elles se dégagent des contraintes externes de l'activité et rendent compte de la valeur subjective des activités qu'elles réalisent : carte de navigation, boussoles qui évoluent pour le voyage selon

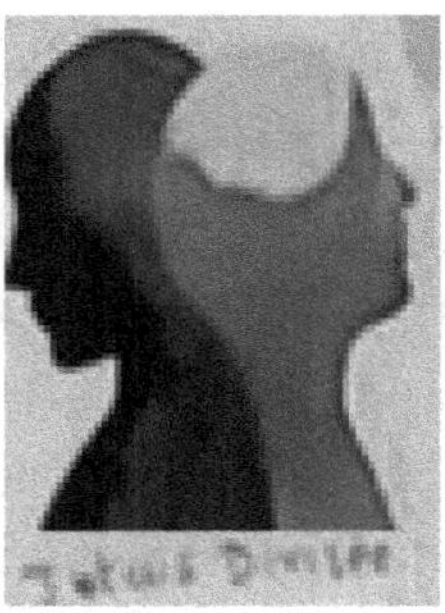

Figure 16 – « J'étais divisée »

leurs convictions (Fig. 17). L'élaboration du poster participe donc de la conscientisation des motifs de son existence, voire de la mise à jour d'un motif général, comme l'extrait suivant d'un commentaire de poster vient l'illustrer : « Alors à 40 ans, je me suis inscrite à l'institut d'enseignement à distance, et cette décision a donné un sens à ma vie ! Cet exercice m'a permis de réaliser que ce n'était pas un hasard. Non seulement, la psychologie est un domaine qui m'intéresse depuis 20 ans. Mais en plus, le métier de psychothérapeute est aligné avec mes valeurs, et utilise mes compétences naturelles d'écoute et d'empathie ». Ce commentaire d'une étudiante met en évidence le rôle clef de ce dispositif, initialement intitulé « Bilans de capacités et accompagnement au projet professionnel », pour l'identification consciente du ou des motifs de son activité à l'échelle de son existence.

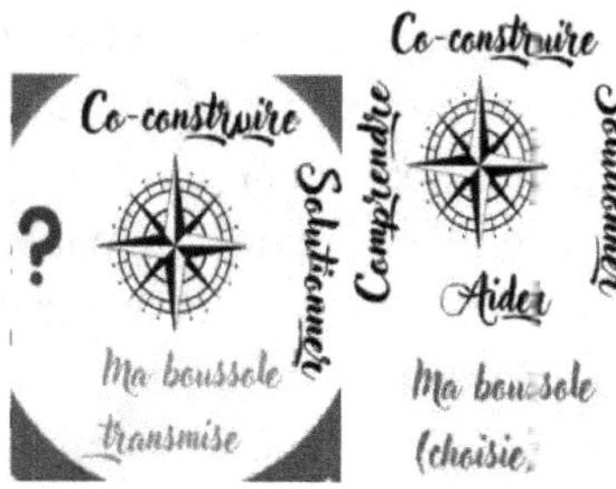

Figure 17 - Évolution de la boussole : du choix de la raison (manager) au choix du cœur (psychologue)

6. Discussion

Revisiter son parcours en se le racontant, c'est se réapproprier sa vie souvent pleine de contradictions, c'est faire émerger de la cohérence pour tisser de la continuité au-delà de la contingence. Le poster joue ce rôle, non en partant d'un récit construit, mais en partant de la puissance des images permettant de se déplacer dans un autre registre que l'étudiant.e n'a jamais eu l'occasion d'expérimenter ; les mots, dans le commentaire analytique de l'image, arrivent ensuite seulement dans un second temps. L'étudiant.e met ainsi en scène en images son vécu, pour faire naître « l'identité narrative » (Ricœur, 1990) et la rendre visible à lui/elle-même.

L'image vient donner forme à l'implicite, resté dans l'ombre, peut surprendre, et participe, en donnant une forme concrète, à la clarification de son parcours et de ses projets futurs par l'éprouvé. Cette identité n'est pas figée, mais est fondée sur une histoire sans cesse reconfigurée par les épisodes et événements traversés. L'épisode de vulnérabilité, prend sens dans l'histoire, où il n'est qu'une portion de l'histoire qui se poursuit. Toute expérience s'inscrit dans « une dimension historique, et dans le flot d'épisodes, le sujet construit des invariants » (Vergnaud, 1995, p.8) à travers les différentes situations qu'il rencontre. Son système de ressources se restructure, se remodèle, s'élargit par l'expérience, et le développement de l'expérience à travers cette démarche réflexive. Ces situations sont notamment celles de la vulnérabilité rencontrée, où la difficulté conduit l'étudiant.e, face à l'hostilité, à se questionner sur les conceptualisations qu'il/qu'elle tenait pour vraies sur lui/elle-même, et notamment ses valeurs au travail, à re-configurer le chemin à prendre à un moment donné de sa vie, car se perdant, s'enlisant, s'éloignant de lui-même dans ce qui constitue sa personnalité. La mise en images de l'éprouvé participe à cette reconceptualisation, et à développer de nouvelles capacités d'action.

En choisissant ses propres images, l'étudiant.e rend compte à lui/elle-même de ce qui a conduit au processus de vulnérabilité, mais aussi des re-conceptualisations en train de se faire, observables à travers les images de la métamorphose de l'expérience, où peuvent cohabiter des fragments expérientiels ambivalents. L'image témoigne de multiples prises de conscience (sur les injonctions sociales de son passé et ce qui a contrarié son auto-détermination, sur les événements qui lui ont permis d'ouvrir les yeux, sur la nature des transformations en cours, et au final sur les motifs de son existence). Elle rend compte du travail de santé réalisé par l'étudiant.e et qu'il/elle continue de poursuivre. En se mettant en contact avec la vulnérabilité et la métamorphose, l'image contribue à réparer les fissures, à relier, ordonner le chaos apparent, à soulager en constatant son évolution, à mettre en confiance, aspects essentiels pour l'accompagnement en vue de développer le potentiel.

L'image rend ainsi compte de ses propres dynamiques développementales, des entrées et des sorties de crise, et des nouvelles directions que l'étudiant.e trace à l'issue de ces périodes/épisodes de vulnérabilité pour donner du sens à son existence. Ricœur (1990) avançait l'idée que se raconter, ce n'est pas seulement se rassembler, c'est aussi s'éprouver comme un acteur en attente de la suite. Pour les étudiants en reconversion professionnelle, « la suite » est la projection dans leur futur travail. Rubinstein avançait l'idée que travailler c'est se révéler soi-même dans une activité, c'est donner forme à son projet, et en être créateur, pour s'y épanouir et s'y développer (Nosulenko et Rabardel, 2007, p 157). La confection de ce poster, en s'ancrant dans la connaissance de soi, de son être et de sa place dans le monde, participe à cet acte créateur chez l'étudiant.e., pour qu'il/elle devienne auteur.e. de son devenir, et prend ainsi le statut d'un « instrument subjectif » médiateur pour son activité d'orientation.

7. Références citées

Bationo-Tillon, A. (2017). *Le chemin transitionnel : ouverture pluridisciplinaire pour une ergonomie développementale.* Habilitation à diriger des recherches. Université Paris 8, France.

Bationo-Tillon, A., Poret, C., Folcher, V. (2020). Appréhender le développement des organisations à la croisée du cours d'action et de l'approche instrumentale : la perspective transitionnelle, *Activités [Online], 17-2* | 2020.

Dewey, J. (2006). *Logique : la théorie de l'enquête* (traduit par G. Delecalle). PUF. (Ouvrage original publié en 1938 sous le titre *Logic; The theory of inquiry*.)

Gouédard et Bationo-Tillon (à paraître). Envisager son parcours par le « portrait-paysage » : genèses d'expériences chez des étudiants en formation. Dans : A. Bationo-Tillon, V. Folcher, F. Decortis, G. Bourmaud (dir.), *Approche instrumentale. Expansion et devenirs.* Octarès.

Gouédard, C. et Bationo-Tillon, A (2022). La conception du pouvoir d'agir selon Pierre Rabardel : quelles filiations conceptuelles avec Gérard Vergnaud ? *Bulletin de Psychologie, 75,* 4, 347-356 Pastré, P. (2005). Genèse et identité. Dans P. Rabardel et P. Pastré (dir.). Modèles du sujet pour la conception. Dialectiques ; activités, développement (pp. 231-259). Octarès.

Nosulenko, V. et Rabardel, P. (2007). *Rubinstein aujourd'hui. Nouvelles figures de l'activité humaine. Anthologie de textes choisis.* Octarès ; Éditions Maison des sciences de l'homme.

Pastré, P. (2011). *La didactique professionnelle. Approche anthropologique du développement chez les adultes. Formation et pratiques professionnelles*. PUF.

Ricœur, P. (1990). *Soi-même comme un autre*. Le Seuil.

Rosa, H. (2018). *Résonance. Une sociologie de la relation au monde.* La Découverte.

Rosa, H. (2022. *Pédagogie de la résonance : Entretiens avec Wolfgang Enders*, Le Pommier.

Samurçay, R. et Rabardel, P (2004). Modèles pour l'analyse de l'activité et des compétences, propositions, dans R. Samurçay et P. Pastré (p. 163-180), *Recherches en didactique professionnelle,* Toulouse, Octarès.

Vergnaud, G. (1995). Quelle théorie pour comprendre les relations entre savoir-faire et savoir ? Dans : A. Bentolila, *Les entretiens Nathan, Actes V, Savoirs et savoir-faire* (p. 5-20). Nathan.

CHAPITRE 7, « *INSIGHTS IN SCIENCE* », *L'INTERET DU THEATRE DE TEMOIGNAGE DANS LA DIFFUSION DES SAVOIRS D'EXPERIENCE EN SANTE, Sophie Arborio*[1]

> *« Comme ils [les Babyloniens] n'ont point de médecins, ils transportent les malades à la place publique ; chacun s'en approche, et s'il a eu la même maladie, ou s'il a vu quelqu'un qui l'ait eue, il aide le malade de ses conseils, et l'exhorte à faire ce qu'il a fait lui-même, ou ce qu'il a vu pratiquer à d'autres pour se tirer d'une semblable maladie. Il n'est pas permis de passer auprès d'un malade sans lui demander quel est son mal* » (M. E. Charton, 1882).

1. Introduction

Cet extrait d'un ouvrage coordonné par l'Académie française en 1857 relate la manière dont, avant l'émergence du statut de médecin, la maladie faisait l'objet d'un partage social, en vue de tirer de l'expérience commune, des éléments de guérison éventuelle. Le texte fait également état d'un « devoir de partage » auquel chacun devait se soumettre lors de l'examen public d'un malade. La connaissance en matière de maladie n'était alors pas l'apanage d'une profession ; elle était, au contraire, au cœur d'une distribution sociale dans laquelle l'expérience faisait l'objet de réciprocité dans la prise en charge des malades. Dans la maladie et le handicap rares, marqués par un déficit de savoir et de prise en charge médicale, « l'expérience liée aux soins quotidiens donne aux habiletés la prédominance sur la théorie et à l'interaction l'avantage sur la catégorisation » (Arborio, 2020b). Le rapport aux gestes techniques, les choix de fonctionnement, les initiatives individuelles, ou encore la connaissance interpersonnelle des malades, des aidants et des soignants (*Ibidem*) se construit *in situ*, au cœur de l'acte de soin (auto-soin ou relation de soin). Mais, lorsque ce savoir expérientiel sort de la sphère domestique pour devenir l'objet de descriptions académiques, le processus scientifique « d'extraction du quotidien » le vide de sa dimension subjective, adaptative et instantanée qui en fonde pourtant toute la légitimité pragmatique.

---

[1] Laboratoire CREM, Université de Lorraine, France.

Aussi, à l'heure d'une volonté de démocratie sanitaire, on s'interroge sur la manière dont la recherche scientifique pourrait efficacement rendre compte de ces processus créatifs et singuliers, mis en œuvre face à la vulnérabilité qui accompagne certaines situations pathologiques ? Dans une visée formative, de quels supports dispose la science pour traduire, analyser et développer *l'insaisissable savoir du quotidien* ? Quelles sont, plus précisément, les caractéristiques du théâtre de témoignage et comment pourraient-elles participer à un processus de formation en santé qui intègre des savoirs issus de l'expérience ? En 1993, Daniel Raichvarg s'interrogeait déjà de la manière suivante : « La mise en spectacle de la science peut être un moyen intéressant pour assurer sa diffusion, un bon instrument de "partage du savoir" ? » (Raichvarg, 1993 : 11).

John Dewey (1938) concevait l'apprentissage comme un processus continu et récurrent, ancré dans l'expérience, à laquelle il accordait une place centrale. Le traitement de celle-ci nécessite cependant un processus par lequel la connaissance se distingue d'*une* expérience pour atteindre le statut de *l'*expérience, forme transmissible du vécu individuel. Se pose alors la question de savoir comment le théâtre de témoignage peut accompagner le passage de l'expérience vécue à une expérience formatrice, de nature individuelle ou collective ?

Nous appuierons notre propos sur une recherche au sujet du Syndrome de West (SW)[1] - forme d'épilepsie sévère à caractère invalidant - dans laquelle ont été analysés les processus de construction des savoirs des familles. Les résultats scientifiques ont fait l'objet d'un traitement inédit puisqu'ils ont été utilisés dans la création d'une pièce de théâtre de témoignage dont l'objectif sera, ensuite, d'être présentée aux personnels de soin.

---

[1]Le syndrome de West ou spasmes infantiles est inscrit sur la liste des maladies rares (avec une incidence évaluée à 3 à 4/100.000). Il s'agit d'une épilepsie du nourrisson dont les symptômes débutent entre 4 et 6 mois et sont assez discrets. Dans les formes les plus sévères, des séquelles intellectuelles et motrices importantes engendrant un polyhandicap lourd et une perte d'autonomie de l'enfant peuvent survenir. Du point de vue anthropologique, il est pertinent d'interroger le syndrome de West à partir des savoirs émiques des patients et de leur famille afin de décrire les modalités singulières de construction des savoirs associées à cette maladie. Projet Fam-West S. Arborio (MCU-HDR ; UL-CREM) et E. Simon (MCU ; UL-CREM), financements Shire, Fondations des maladies rares et Région Grand Est (2015-2019).

Cette recherche, basée *sur la vie quotidienne avec* le syndrome de West, poursuivait la création d'un support pédagogique qui favorise *les échanges à propos* de la maladie et/ou du handicap associés entre familles et professionnels de soin. Deux préoccupations essentielles ont été à l'origine de cette idée. La première reposait sur le constat que certaines affections produisent une telle effraction dans le quotidien qu'elles confrontent jour après jour les individus à la vulnérabilité de leur condition. La seconde vise à trouver une forme de représentation du vécu d'une telle affection, médiée ici par le théâtre, afin d'appréhender cette dimension existentielle en même temps que la prise en charge médicale de l'affection. Pour ce faire, le savoir scientifique doit être transformé en une « médiation » grâce à laquelle la dimension quotidienne d'une affection puisse faire l'objet d'un partage, et par là même, d'une reconnaissance sociale. C'est à cette condition que le savoir du quotidien, basé sur un vécu puis une mise en mots adressée à un auditoire, peut atteindre sa véritable fonction d'expérience sociale. En effet, grâce à cette opération, la maladie ne représente plus l'unique réalité d'un individu mais fait l'objet d'un traitement social de la vulnérabilité, pour lequel le groupe se mobilise en complément des aspects médicaux.

Dans le même ordre d'idées, ce chapitre d'ouvrage fait appel à deux approches différentes et complémentaires dans l'analyse des fonctions du théâtre de témoignage ; l'une, issue de compétences scientifiques, l'autre dérivée de la création artistique. Marie-Pierre Mazzarini, directrice artistique de la compagnie *Entre les actes* et metteure en scène, a écrit et mis en scène la pièce *Incertitudes* à partir des résultats de la recherche anthropologique. La pièce reprend les thématiques principales des analyses scientifiques sous la forme de « témoignages à une voix » énoncés par l'actrice.

L'idée d'un tel support à visée formative, ancré dans une démarche d'élaboration subjective, suppose que la représentation théâtrale conduise le spectateur à une réflexion à plusieurs niveaux. Des enjeux de divers sortes - sociaux, existentiels, pédagogiques et politiques - émanent de ce processus ce qui engage l'auditoire à s'impliquer au-delà de la « simple » acquisition de connaissances théoriques. Le propos de ce chapitre vise à présenter dans quels objectifs et à travers quelles perspectives ce processus a été pensé et mise en œuvre par le biais d'une création théâtrale singulière propre au SW.

À partir d'un échange avec la metteure en scène, aguerrie à la médiation scientifique, ce travail apportera une réflexion d'une collaboration entre scientifiques et artistes dans le but de trouver une forme d'expression qui permette aux spectateurs - ici des soignants- de prendre conscience des enjeux d'une expérience vécue du SW par les aidants familiaux.

Le théâtre de témoignage est appréhendé ici comme un espace de dialogue entre « soi et soi » et entre « soi et l'autre », rejoignant l'approche de la maladie comme une dynamique à caractère existentiel que le soin se doit d'accompagner. Le propos se structure en trois arguments : un premier temps démontrera l'intérêt de la création comme possible dispositif pédagogique, un second temps caractérise la nature du savoir concerné par ce type de médiation, tandis qu'un troisième temps se réfère à la narration comme vecteur essentiel de transmission dans la mise en scène des réalités vécues.

2. De la science à la création dans une visée pédagogique

Si Howard Becker (2009) soulignait l'idée que les chercheurs en sciences humaines et sociales ont souvent le sentiment de détenir le monopole en matière de production des connaissances sur le fonctionnement des sociétés, son travail s'élargit à des formes alternatives de production du savoir sur le social, dont les artistes sont également des représentants privilégiés. La pédagogie, dont il s'agit ici de présenter les principales caractéristiques à travers l'exemple de la construction de la pièce de théâtre, relève alors de différents niveaux d'implication à caractère transformatif :

- *L'acceptation de la diversité des expériences vécues et des positions attenantes* grâce à la mise en présence des soignants et du vécu des familles médiée par le théâtre de témoignage

Par exemple, les postures de chacun sont identifiées dans l'extrait suivant : « L'annonce de la maladie génétique ça m'a … Ça a été dur. Je me souviens qu'une neurologue m'avait dit : Vous savez, n'importe quel enfant traversant la rue peut aussi mourir. Ça, ça m'avait choquée, parce que je m'étais dit : mais c'est complètement déplacé ! » (Extrait 1 - *Incertitudes*)

- *La communauté d'appartenance dont l'unité est ici la pièce de théâtre* qui incline à une réflexion commune, sur la base d'un corpus narratif. On assiste notamment à la mise en scène de postures diverses, y compris au sein des familles elles-mêmes ; ce qui tend à permettre au spectateur de ne plus considérer ces dernières comme un « bloc homogène » mais bien comme un écheveau d'expériences singulières.

À cet effet, les témoignages se sont succédé dans un ordre diachronique correspondant à l'expérience des parcours, insérés dans des thématiques communes - par exemple l'errance diagnostique - mais en montrant bien la variété des situations.

- *L'intérêt porté aux incertitudes* comme fil conducteur de la pièce, tant du point de vue des soignants que de celui des familles ; intérêt qui confine le spectateur à réfléchir plutôt que de prendre pour acquis une connaissance au sujet du SW. Par exemple, le discours d'une maman autour du pronostic qui lui avait été fait par le spécialiste : « Je me souviens, on avait vu le docteur et j'étais vraiment optimiste parce que mon fils ne faisait plus de crise avec la cortisone. Je lui ai dit "Est-ce que c'est bon signe ? il ne fait pas de crise ?". Il me dit "Oui mais, il ne faut pas dire qu'il ne va pas en faire". Il m'a donné trois possibilités : soit il va faire des crises simples, soit des crises qui vont être lourdes pour lui, soit il ne va pas en faire ... Voilà, c'était sa réponse » (Extrait 2 - *Incertitudes*).
- *L'absence de personnages incarnés* mais le choix d'une seule et unique actrice qui ne joue pas le rôle des familles mais dont la voix et le corps se font le passeur de leurs vécus singuliers. Cette absence de parti pris incarné à travers une neutralité scénique et sensible oblige le spectateur à personnaliser ou à s'identifier, au plan imaginaire, au témoignage d'un individu qu'il ne découvre qu'à travers le récit et le corps d'une « médiatrice ».
- *La confrontation à une réalité complexe*, sans cesse rappelée au fil des scènes choisies comme les moments d'un parcours de soin et de vie qui résiste pour chacun à la standardisation. Dans cette perspective, la pédagogie se situe dans la tension entre les réalités médicale et existentielle du syndrome de West d'où procède un sentiment de complexité chez le spectateur qui l'incite à mieux comprendre ces situations vécues.

Dans une première élaboration collaborative, l'interrogation des spectateurs repose sur le choix des situations présentées ; choix opéré par la metteure en scène et le scientifique parmi les données recueillies lors des entretiens. L'identification de la maladie, l'errance du diagnostic, les incertitudes du quotidien, les divers soins, le bouleversement de l'existence ou encore l'isolement des familles ont été les principales thématiques retenues pour la pièce. Ayant donné lieu à une analyse, puis à des résultats académiques, ces situations recouvrent ensuite, dans le cadre de la pièce en elle-même, le statut de témoignages à visée transformative pour les soignants ou les familles qui assisteront au spectacle. L'articulation des thématiques avait été pensée en amont - dans le rapport d'analyses académiques - et elle a servi de cadrage initial à la metteure en scène.

Ce cadrage participera également au processus de transformation de la personne qui s'implique et dont les caractéristiques ont été présentées précédemment, à savoir l'acceptation d'une diversité d'expériences et de positions, la reconnaissance d'une culture commune autour du SW, la place des incertitudes dans la prise en charge, l'identification entre soignant et aidant et la reconnaissance d'une complexité inhérente au vécu de cette affection. Ainsi, à travers ces différentes opérationnalisations, le spectateur vivrait une expérimentation par l'art (Dewey, 1915) qui l'obligera à s'impliquer, à s'affirmer et à trouver une place au sein de cette démarche créative au moment du débat collectif qui suivra la représentation de la pièce. Et comme le note à ce propos Natacha Cyrulnik (2018), « toutes ces interactions possibles engagent donc l'ensemble des protagonistes dans un processus de création forcément participatif ».

En second lieu, le contenu de la connaissance repose sur une dimension expérientielle issue de situations vécues en lien avec le SW. Dans cette perspective, le premier objectif de la mise en scène vise à faire partager un vécu singulier. Ressentir l'expérience d'un autre, sans y être directement mis en présence, est rendu possible par la médiation théâtrale. Par exemple, les décalages voire la confrontation des positions de soignant et d'aidant sont très prégnants dans les entretiens au sujet du SW mais la médiation permet de déjouer les pièges de la confrontation directe entre patient, famille et professionnels, sans perdre pour autant l'imprégnation sensible que véhiculent ces supports (Arborio, 2020a) à travers la mise en scène des témoignages.

Extrait 3 - *Incertitudes* : « Vous savez, on a été très vigilants et souvent très en butte à l'incompréhension et parfois même à la colère de certains praticiens parce qu'on a refusé certaines alchimies. On a refusé certaines molécules parce que leur efficacité n'était pas avérée, parce que les effets secondaires étaient trop effrayants. On a souvent dû s'imposer. Oui, en disant bien qu'on n'avait pas la prétention d'avoir des connaissances médicales mais qu'on avait la grande prétention d'être les parents ».

La pièce, tout à la fois faite de distanciation et de vécu, apportent la possibilité aux soignants spectateurs d'interpréter des situations et, ce faisant, de pouvoir s'impliquer en fonction de leurs propres représentations dans l'échange et la prise en charge. La question de la prise en charge est alors appréhendée de manière sensible et médiée selon deux procédés : la médiation théâtrale du discours des familles qui ont témoigné et par un débat entre les spectateurs qui évoqueront ce qu'ils en ont tiré. Ce dernier sera animé par l'anthropologue en charge de la recherche initiale et la metteure en scène afin de permettre aux protagonistes de la prise en charge d'échanger sur leurs impressions immédiates et antérieures.

Propos entre metteure en scène et scientifique

- *Sophie Arborio (SA) : On a cherché dans ce projet à exposer la vulnérabilité liée au SW par le prisme de la création théâtrale.*
- *Marie-Pierre Mazzarini (MM) : C'est sans doute le principe de la dramaturgie, trouver une distance avec les voix que l'on veut fixer. Tenter de restituer l'écoute singulière plutôt que le matériau brut, de produire de l'écriture, d'interpréter les témoignages en traquant, derrière la souffrance particulière, quelques thèmes universels. Rendre les témoignages à l'état brut, donnerait à entendre du particulier.*
- *(SA) : On passe d'un « pouvoir de dire » à un « pouvoir d'agir » à travers le message que la pièce transmet. Quelle transformation cela va-t-il produire chez le spectateur, c'est l'objectif de la pièce ?*
- *(MM) : Si le théâtre devait avoir un objectif, il serait que le spectateur garde en mémoire les questions auxquelles il a été exposé. Le théâtre ne s'arrête pas à la fin de la pièce, c'est même presque là qu'il commence. Nous n'apportons pas de réponse. Nous racontons des expériences de vie. C'est une écriture de la relation. C'est le regard des uns vers les autres et vice versa qui construit une écriture. Nous sommes des passeurs de paroles.*
- *(SA) : On met la lumière sur une situation et les gens s'en saisissent comme ils veulent ?*

- *(MM) : Oui, bien sûr. Dans le cas de Incertitudes, la pièce n'était pas destinée à un public large mais à un public initié à la situation en question, soit le syndrome de West. L'écriture dramatique reposait sur ce choix de départ.*
- *(SA) : C'est toute la question des échelles de distanciation...*
- *(MM) : Oui, la distanciation par les citations d'auteurs et les images projetées sur l'écran par exemple, par la musique entre les témoignages, sans chercher à objectiver mais à permettre au spectateur de re-subjectiver une expérience à partir d'éléments bruts témoignés. De même, la comédienne sur le plateau n'incarne ni un parent, ni un médecin, ni même un scientifique. Elle est une parole mise en corps.*
- *(SA) : Les outils de distanciation laissent au public la possibilité de déployer sa propre subjectivité, sans rester cantonner à l'altérité que produit un témoignage aussi dur.*
- *(MM) : On laisse ainsi à la pensée le temps de faire son chemin, en ménageant le spectateur qui est confronté à une vulnérabilité écrasante. On doit faire confiance au public, à son intelligence, à sa subjectivité, à sa sensibilité. Comprendre ce qu'il veut comprendre est son droit le plus fondamental.*
- *(SA) : On essaie de partir d'un vécu, de le traduire dans le cadre d'un dispositif théâtral qui permette, in fine, au spectateur d'avoir un écho par rapport à son propre vécu.*
- *(MM) : Les partis-pris (choix des témoignages, choix des extraits) existent dans la création, ils supposent malgré tout un engagement et c'est en cela que le projet dans son ensemble est participatif même si chacun essaie d'entendre le discours de l'autre dans le projet. Et chacun intervient en se mettant au service de quelque chose.*
- *(SA) : Finalement la pièce vient sublimer un vécu et permettre un espace de dialogue incessant entre « soi et soi » et entre « soi et l'autre ».*
- *(MM) : Ce théâtre vient sublimer un vécu en exaltant aussi sa charge poétique. Il nous invite à regarder et à entendre ce qui nous entoure comme si on pouvait en être détaché pour mieux voir.*

En tant que vecteur d'expérience pour les spectateurs, ce support à caractère pédagogique détient un fort potentiel d'apprentissage. Il permet en effet de s'approprier, à travers une identification médiée, des formes de savoirs expérientiels vécues par d'autres, en favorisant l'articulation de dimensions individuelle et collective.

Cette composition d'expériences relève d'une culture d'action (Barbier 2010 ; Arborio, 2017) partagée par des personnes confrontées à des situations de vie ou d'accompagnement semblables. Mais les savoirs expérientiels permettent également la mise en circulation et le partage de savoirs expérientiels propres, susceptibles de nourrir et transformer cette même culture commune.

Extrait 5 - *Incertitudes* - : « Depuis peu de temps, on s'est inscrits sur le forum les Enfants de West. De temps en temps, on répond à d'autres parents, à des questions qu'on peut voir, qui nous interpellent parce que c'est les difficultés qu'on traverse ».

Or, dans la perspective d'un développement de la démocratie sanitaire, il apparaît essentiel de s'intéresser aux modalités de structuration de la mise en scène décrite précédemment, par lesquelles la communication participe à la transmission d'une culture commune dans le champ de la santé et de la maladie. Notamment, Billiet rappelle à la suite de Winkin que « la communication est un processus social sans cesse en acte qui englobe une multitude de manières d'être et de se comporter dans un contexte donné ». C'est ainsi que la pièce de théâtre de témoignage devient un lieu possible d'expressions multiples et sans ambages des différents vécus inhérents à la prise en charge du SW. Elle facilite en effet la communication grâce à l'opération de distanciation, d'identification et de questionnement qu'elle suscite sur la base des témoignages entendus.

En tant que tel, cette forme théâtrale permet d'expérimenter ces situations de vie autrement, d'en acquérir de nouvelles connaissances et donc de nouvelles formes possibles d'engagement dans la relation de prise en charge.

En ce sens, à travers cette démarche de co-participation - entre anthropologue et familles, anthropologue et metteure en scène, entre témoignages et spectateur et enfin tous ensemble - le dispositif science/théâtre sous-tend une dimension politique par la responsabilisation individuelle que l'échange implique. Aussi, la pièce de théâtre doit prendre corps dès le montage du projet de recherche puisque, d'une part, elle fait partie intégrante des livrables et que, d'autre part, elle représente un support pédagogique essentiel. De cette manière, le dispositif science-théâtre participe à l'« invention de nouvelles formes de sociabilités » (Cyrulnik, 2018) dans le champ de la santé et de la maladie.

3. La dimension existentielle du savoir d'expérience

Ces formes de sociabilité sont tout d'abord ancrées dans une dimension sensible et immédiate dont il s'agit de conserver la trace au sein de la création artistique. Face aux épilepsies sévères, du ressenti, de l'impensé, le mouvement réflexif vient nourrir le cheminement des aidants qui adaptent progressivement leur prise en charge aux circonstances vécues et à l'imprévisibilité de cette affection.

Extrait 6 – *Incertitudes* : « Comme au début on n'avait pas d'explications par rapport au fait que notre enfant soit déjà épileptique, handicapée, on se posait un tas de questions : qu'est-ce qui fait qu'elle était née comme ça ou pas née comme ça ? Des questions autour de "l'origine", toutes proportions gardées, l'origine du mal. On n'avait pas de réponse à ça, nous. On avait l'idée qu'elle était née comme ça. Que ce n'était pas un facteur on va dire, a posteriori, de la naissance. C'est vrai, au début, on n'avait pas d'explications. Les gens autour de nous voulaient avoir des explications. Et on n'en avait pas. »

Extrait 7 - Incertitudes : « Moi je dis qu'il faut vivre les jours au fur et à mesure. C'est une découverte de tous les jours. Chaque jour apporte sa nouveauté. Par rapport à l'annonce qu'on nous a faite, par rapport au premier jour où on nous a annoncé cette maladie génétique, on a énormément progressé. Une annonce de maladie, il faut vraiment… enfin, rien n'est acquis. On nous annonce une maladie, on veut absolument savoir quelles seront les répercussions sur notre enfant, chose qu'on ne peut pas nous dire, et c'est vrai qu'il faut découvrir tous les jours ce que l'avenir nous apporte. C'est une découverte de tous les jours et tout est possible. »

Cette forme de connaissance s'apparente alors à un agir élaboré au gré des circonstances, à tel point que certaines familles la nomment « une prise en charge de l'instant » parce qu'elle ne présume pas d'une connaissance d'ores et déjà acquise, mais s'adapte à la singularité de la prise en charge quotidienne.

Cette forme de connaissance ne se distingue pas de son vécu, c'est-à-dire du sens et de l'action intriqués. De façon similaire à ce que Bazin considère être le *savoir comment* opposé au *savoir que* (Bazin, 2008 : 598), l'expérience vécue des aidants ne se pense pas, elle se vit à travers l'épreuve de la maladie rare.

Extrait 8 - Incertitudes : « Voilà, je m'adapte, je ne me pose pas de questions, je m'adapte. On a adapté notre quotidien, on a adapté la maison, on a adapté notre perception de notre enfant. Je ne me pose pas trop de questions, en termes de gravité. C'est du jour le jour. »

Pour Bazin, « l'ensemble de ce qui pour des acteurs quelconques va de soi a la forme d'un monde : ils sont dedans, ils y vivent » (Bazin, 2008 : 510). L'importance de l'action est ainsi posée ; le savoir qui en découle suppose la traversée d'épreuves quotidiennes qui feront de celui ou de celle qui les vit un actant privilégié. Ici, comme l'ont montré Boltanski et Thévenot (1991), les propriétés du sujet ne sont plus attachées en permanence à l'être, mais se révèlent dans le cours de l'action. En ce sens, la désignation même de l'aidant correspond à cette modalité d'agir du sujet. En ce sens, la connaissance qui en découle n'appartient en propre ni aux uns ni aux autres. Elle participe à la singularisation d'une situation donnée, dans laquelle les acquis sont quotidiennement remis à l'œuvre et partagés. En somme, cette forme de connaissance reconnaît à chacun une singularité dans l'acte de prise en charge. L'accent est porté sur la fonction de l'acteur plutôt que sur son statut par rapport au savoir médicalement reconnu. Une telle perspective offre l'occasion de recentrer le propos sur la mise en œuvre de l'acte, à travers un « savoir comment » plutôt que sur une forme de savoir désincarnée, extraite de l'action en train de se faire et appartenant en propre à un acteur.

Extrait 9 - Incertitudes : « On fait profiter les autres parents un peu de notre expérience, Mais jamais en termes de traitement, par exemple. C'est sur l'aspect pratique, pour soulager le quotidien, on va dire. »

Il s'agit ainsi de connaissances *in situ* qui se distinguent de savoirs rationnels et empiriques plus généralement élaborés en dehors du déroulement immédiat de l'expérience. En tant que telles, elles sont empreintes d'identité, car elles sont basées sur des tactiques et des choix de vie en grande partie liés à l'intégration de la maladie dans une existence. Comme le dit d'ailleurs

Michel de Certeau à propos de la tactique, « elle fait du coup par coup. Elle profite des occasions et en dépend [...]. Ce qu'elle gagne ne se garde pas. Ce non-lieu lui permet sans doute la mobilité, mais dans une docilité aux aléas du temps, pour saisir au vol les possibilités qu'offre un instant » (de Certeau, 1990 : 61). De fait, cette connaissance se distingue du savoir scientifique en cela qu'elle ne confère à ses usagers aucun pouvoir *a priori*. Elle offre seulement l'occasion de s'en saisir et d'être manipulée au gré de situations existentielles inédites. En revanche, elle participe à une mobilisation du sujet engagé dans l'action, à travers des manières de faire et de dire personnelles.

Extrait 10 - Incertitudes : « En fait, on avançait en aveugle parce qu'aucun médecin ne pouvait nous dire "ça va se passer comme-ci, il va se passer ça", parce que de toute façon, les rares fois où on nous l'a dit, il se passait le contraire, parce que notre enfant n'est pas une machine et la neurologie n'est pas une science exacte. Il n'y a pas une, mais des épilepsies. Il y a un cas par épilepsie et il faut prendre en compte aussi la personnalité de l'enfant. Après, le reste, on avance à tâtons, au jour le jour. On ne peut jamais projeter l'avenir, c'est toujours au jour le jour. »

Enfin, le processus d'élaboration de la pièce de théâtre produit de lui-même un questionnement épistémologique au sujet des savoirs d'expérience. En effet, l'élaboration d'un savoir d'expérience se répartit selon deux angles de vue complémentaires qui sont, chacun à leur manière, inhérents à la relation de prise en charge. Le premier angle de vue correspond *à la relation avec* la personne malade, le second est déterminé par *la relation à propos* de la personne malade et dont le vecteur principal est la narration des situations de prise en charge par le personnel soignant. Dans la même perspective, la situation d'échange avec le malade représente pour l'aidant une « pratique dans la pratique » comme le dit L. Dousset (2018 : 107), ou encore, dans le cas de la pièce de théâtre, « la mémoire vécue d'une réalité vécue » (Fournout et Beaudoin, 2017 : 9). À ce niveau, la pièce vise une compréhension sensible de l'expérience des familles par le spectateur. Tandis que la relation dialogique entre les différents intervenants, issue des échanges au sujet du vécu de la prise en charge, « formalise l'abstraction de la pratique » (Dousset, 2018 : 107). Ce second niveau est également adressé au spectateur par le biais du témoignage, forme de « dire de soi » prononcé en dehors du contexte de prise en charge. Le spectateur bénéficie alors de cette phase de distanciation, en élicitant, à travers le témoignage, les termes d'une pratique de soin d'ordinaire ancrée dans l'action immédiate.

Plus précisément, la « prise en charge de l'instant » est le résultat d'une expérience vécue, au sens étymologique du terme *éprouvé*, comme *erlebnis* selon Schaeffer (2015) ; et l'échange collectif à partir de celle-ci conduit à transformer l'épreuve en un savoir (l'*erfharung* selon Dilthey) par le biais d'une verbalisation qui permet une formalisation et d'une intersubjectivité. Cette opération par laquelle une connaissance personnelle, idiosyncrasique accède au statut de savoir expérientiel est permise par sa transmission, notamment par le biais du théâtre de témoignage, devenant ainsi, par le biais de la narration, une forme collaborative différente au cœur de la prise en charge. Ce processus émane pourtant d'un cheminement et d'interprétations personnelles ancrées dans le vécu de la relation ce qui confère à la coopération la valeur d'une véritable cohésion sociale où chacun participe, à travers ce qu'il a vécu, à un projet commun de soin. C'est dans cette perspective que le rôle du théâtre de témoignage est de soutenir la continuité d'une dialectisation entre le vécu d'une action, sa narration et l'implication des acteurs au long cours.

Ainsi, à partir des analyses scientifiques, la mise en scène des témoignages poursuit avant tout un objectif collaboratif dont l'intention est de sensibiliser les spectateurs à la dimension expérientielle d'une prise en charge, en évitant les pièges d'une confrontation directe entre aidant et soignant. Comme le constate en effet Daniel Raichvarg « mettre la science en spectacle renvoie alors à toutes les mises en scène de la science que l'on propose à un public lors des séances organisées à cet effet. Ce n'est donc plus la science qui se donne à un spectateur passif, voire solitaire, c'est une science à laquelle quelqu'un - qui ? - a fait subir des transformations - lesquelles ? - pour, précisément, composer des séances auxquelles assiste un public - lequel ? - nécessairement regroupé de façon plus ou moins éphémère » (Raichvarg, 1993 : 13).

4. Rôle social et politique de la narration dans le théâtre de témoignage

De manière générale, la mise en scène théâtrale appartient au registre du spectacle vivant et se distingue en tant que telle, d'autres formes de spectacles telles que le cinéma ou la télévision dans lesquelles le spectateur ne rencontre pas physiquement l'acteur. Dans un tel dispositif, la place de la narration occupe un rôle déterminant puisqu'elle représente le vecteur du témoignage, forme de transmission et de réception par imprégnation. En particulier, dans le cadre d'*Incertitudes*, il a été fait le choix de ne pas incarner les récits des aidants par différents acteurs, mais de faire du jeu théâtral le moyen de « passer » des « dires de soi » par une voix et un corps uniques, afin de faciliter l'identification du spectateur. Au centre de la mise en scène, le récit a pris une importance d'autant plus grande qu'il représentait le seul support de différenciation entre les discours des aidants ayant donné lieu à des analyses anthropologiques.

Dans le courant de la médecine narrative, dans laquelle les auteurs (Hunter, 1991 ; Brody, 1997 ; Goupy & le Jeune ; Frank, 1997 ; Charon, 2001 ; Vannatta & Vannatta, 2013) reconnaissent que la science ne suffit pas à traduire l'expérience des individus, la narration est présentée comme une alternative à la compréhension de la situation des malades.

Extrait 11 - Incertitudes : « Je pense que les médecins doivent avoir une écoute particulière. Ils doivent écouter l'expérience des parents. Ce n'est pas parce que… enfin des fois, j'ai l'impression que parce qu'on est les parents, on n'est pas très objectifs, mais ils devraient nous faire plus confiance. Même si on ne sait pas tout, quand même, malheureusement, souvent, on ne se trompe pas. On a une observation quotidienne de notre enfant. On a souvent l'impression que la consultation médicale, c'est le traitement, les crises, les médicaments, mais le côté humain manque souvent. »

Cependant, si un accent est porté sur « l'unicité et la singularité » (Ferry Danini, 2020) des récits, la médecine narrative ne prend pas suffisamment en compte que chaque récit est le produit d'une énonciation, dont le sens ne peut être saisi indépendamment du contexte socio-culturel et interpersonnel dans lequel il s'inscrit. Or, la pièce de théâtre facilite une compréhension élargie de la situation de prise en charge dans la mesure où elle s'adresse à des soignants, au sujet du vécu des aidants, dans un dispositif « hors les murs » de l'hôpital ou du domicile des familles. Le débat qui en découle sera en outre animé par le chercheur dont la posture est empreinte de neutralité au regard de la relation de prise en charge.

Aussi, interroger la médiation scientifique dans le cadre de l'expérience du SW consiste à travailler non pas exclusivement à partir de la singularité des récits, mais bien à partir de cette tension possible entre ressemblance et singularité (Desclaux, 2016) au cœur de l'expression narrative. En faisant le choix d'une présentation de la pièce « hors les murs », en minimisant le rôle des acteurs au profit des témoignages, en déroulant la mise en scène à partir d'une présentation diachronique des parcours des aidants tout en permettant une distanciation au spectateur par le biais de la mise en scène, *Incertitudes* travaille à cette opération de mêmeté et d'ipséité à travers laquelle s'édifie l'identification du soignant à l'aidant au plan humain. Cette perspective ouvre, entre autres, la possibilité de penser le rapport au SW de manière non seulement individuelle, mais également collective, notamment à travers le véhicule d'un « imaginaire de maux sans pathos » transmis par le biais de la scène théâtrale.

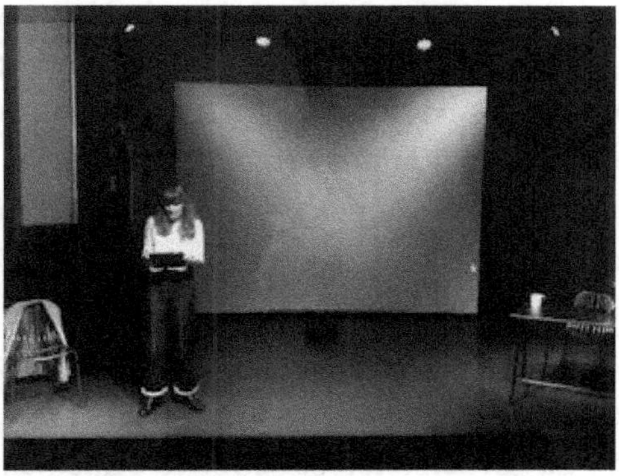

En outre, il faut accorder une attention particulière à une dimension manquante dans l'expression, en rappelant que celle-ci n'est pas toujours possible (Rimmon-Kenan, 2002 ; 2006) et qu'elle est toujours marquée d'incertitudes, de « reste à traduire » pour le soignant spectateur. Loin de vouloir occulter ce versant insaisissable, il s'agit là d'y voir une possibilité d'interprétation supplémentaire. L'art permet cette mise en forme singulière, au-delà des approches conceptuelles de la réalité d'un sujet. Ce processus d'autonomisation de l'œuvre dont parlait Bourdieu (1992) sera alors retraduite par le spectateur selon ses propres représentations. En ce sens, il s'agit d'aborder la narration comme une « épreuve sociale », qui remet en question la prégnance de la relation unilatérale soignant-soigné-aidant ; « épreuve sociale » pour le malade et l'aidant, dont le modèle « passif » ne peut plus se reposer sur l'unique savoir du professionnel de soin et « épreuve sociale » pour le soignant, dont la posture dominante doit laisser place à l'expérience du patient/aidant dans la prise en charge. De même que la personne vulnérable est conçue ici comme tout autre individu disposant de lui-même, le soignant tout comme l'aidant sont dotés des mêmes pouvoirs de dire et d'agir (Ricœur, 1995) face à la question existentielle commune de la vulnérabilité.

La vulnérabilité est une condition partagée dont le spectateur saisit la portée à travers l'expérience d'un autre. Le « dire de soi » participe ainsi du passage du vécu à l'élaboration d'*une* expérience individuelle, qui *peut* alors devenir l'objet d'une connaissance partagée (Ricœur, cité par Breton et Rossi, 2017) à travers un dialogue « orchestré » et « participatif » grâce à une mise en scène spécifique à *Incertitudes* facilitant l'identification entre les soignants et les aidants.

Tout comme le constate Natacha Cyrulnik à propos des ateliers de documentaires filmiques, le recueil des récits de vie suppose en premier lieu une participation des individus concernés par la situation pathologique. Cet engagement se traduira par la mise en mots d'une histoire de vie, à l'adresse du scientifique. La position de neutralité de ce dernier n'empêche cependant pas l'élaboration d'une relation avec celle ou celui qui livre des éléments de son existence à un autre. C'est pour cela que la simple mise en mots se transforme peu à peu en « dire de soi » à l'adresse du chercheur, avant de devenir, ultérieurement, un « témoignage » dans l'oreille de spectateur de la pièce de théâtre. La participation se retrouve également en fin de processus, puisque la qualité médiatique du théâtre facilite l'interprétation de celui qui y assiste, à travers la compréhension singulière d'une situation par identification. Celle-ci comporte des aspects sociaux, liés par exemple aux relations en lien avec la maladie, mais également des éléments personnels telle que la vulnérabilité engendrée par l'affection ou encore des connaissances médicales à proprement parler.

5. Conclusion

Interrogeant dans ce chapitre le statut de la création dans ses rapports à la science, nous soulignons en premier lieu l'objectif de cette association : celui d'une autre forme d'accessibilité des données scientifiques. Cette articulation des « données au sensible » a une incidence sur leur « réception » par le public. Ici, l'objectif n'est pas celui d'une simple information ou d'une communication mais avant tout celui d'une relation. Re-mettre du lien entre « soi et soi » et entre « soi et l'autre » pour et par une dynamique d'apprentissage, faite de pédagogie et de partage. Rejoindre le niveau de l'expérience vécue, sans s'y confronter directement grâce au théâtre de témoignage puisque celui-ci facilite l'interprétation autonome d'une situation pathologique. Trop souvent, le savoir expérientiel est réduit à une forme dénaturée de savoir médical acquis par le biais du vécu, mais il apparaît opportun de le resituer dans l'échange, lieu de son élaboration et de sa contextualisation et, par là même, de sa signification sociale.

Pour ce faire, il s'agissait de mieux appréhender les indices sociaux, existentiels, politiques et pédagogiques de cette relation de soin afin d'en reproduire les caractéristiques dans le cadre d'un dispositif artistique à visée formative. Ceci nous a notamment amenée à accorder une attention à la narration dans les processus d'échange de savoirs au sujet d'une affection donnée. Il va sans dire que cette opération ne perd pas de vue l'objectif de « justice sociale » fondée sur la reconnaissance des malades (Fraser, 2005) et idéalement poursuivie dans une volonté de démocratie sanitaire. Mais le savoir d'expérience nécessite aussi une forme de reconnaissance structurelle qui légitime sa place dans la prise en charge en santé. C'est tout l'objectif du questionnement de ce chapitre au sujet des rapports entre science et théâtre : ne pas cantonner le savoir expérientiel aux patients et aux aidants mais le replacer dans le cadre d'une expérience non seulement située, socialement signifiante et partagée, mais également en lui reconnaissant un caractère inachevé.

6. Références citées

Aïm, O., Billiet, S. (2020) Chapitre 7. L'anthropologie de la communication. Dans : Olivier Aïm éd., *Communication* (pp. 136-151). Paris, Dunod.

Arborio, S. Simon, E. et Entre les actes (compagnie théâtrale) (2019) « Incertitudes » https://vimeo.com/384770609 (mot de passe : INCERTITUDES)

Arborio, S. (2020a) « L'aidant de "l'instant" : identité et prise en charge dans les épilepsies sévères » *Intervention*, n°151, septembre.

Arborio S. (2020b) « Le savoir comment » : entre incertitudes et récits - Etude de cas dans le Syndrome de West » in Arborio S., Halloy A., Hejoaka F., Simon E. *Les savoirs d'expérience en santé - Fondements épistémologiques et enjeux identitaires* (Juin 2020), eds : Questions de communication, Série Actes.

Arborio S. (2017) « *Savoirs, incertitudes et expériences en santé - Exemples en périnatalité et dans les épilepsies sévères* » Rapport d'Habilitation à diriger des recherches, Novembre 2017, Université de Lorraine, CREM (EA 3476) - https://hal.archives-ouvertes.fr/search/index/?q=Sophie+Arborio&docType_s=HDR

Bazin, J. (2008). *Des clous dans la Joconde - L'anthropologie autrement.* Paris : Anarchasis.

Becker H. (2009) *Comment parler de la société ? - Artistes, écrivains, chercheurs et représentations sociales*, Paris : La Découverte.

Boltanski, L., Thévenot, L. (1991). *De la justification. Les économies de la grandeur.* Paris : Collection NRF Essais, Gallimard.

Bourdieu, P. (1992) *Les Règles de l'art, genèse et structure du champ littéraire*, Paris, Seuil.

Breton, H., Rossi, S. (2017) Récits de vie, réciprocité des savoirs et éducation thérapeutique du patient. *Médecine des Maladies Métaboliques*, Elsevier, 11 (7), 612--615.

Brody, H., (1997) Who Gets to Tell the Story? Narrative in Postmodern Bioethics. In Lindemann, H. (eds). *Stories and Their Limits: Narrative Approaches to Bioethics*. New York: Routledge. 18-30.

Cyrulnik, N. (2018) *Espaces publics et processus de créations partagés par le documentaire.* Déméter, Université de Lille.

Charon, R., (2001) Narrative Medicine: A Model for Empathy, Reflection, Profession, and Trust, *Jama,* 286 (15), 1897-1902.

Charton M.-E., (1882) *Voyageurs anciens et modernes - Tome 1 Voyageurs anciens* - époque incertaine, plus de cinq siècles av.-J.C, ed : Aux bureaux du magasin pittoresque, Paris.

Cyrulnik, N., (2018) Espaces publics et processus de créations partagés par le documentaire, *Déméter* [En ligne], Œuvrer à plusieurs : enjeux d'aujourd'hui, Textes, Articles, Thématiques, mis à jour le : 18/05/2018, URL : http://demeter.revue.univ-lille3.fr/lodel9/index.php?id=1210.

Certeau de, M. (1990) *L'Invention du quotidien*, Paris : Gallimard.

Desclaux, A. (2016) « Préface », pp. 7-10. *In* : Bureau-Point, E. *Les patients experts dans la lutte contre le sida au Cambodge*, Paris, Sociétés contemporaines.

Dousset, L. (2017) *Pour une anthropologie de l'incertitude*, ed CNRS

Dewey, J. (1915) *Les Ecoles de demain* (1915), trad. Duthil, Flammarion, 1931.

Dewey J. (1938) *Expérience et éducation*, Paris, Armand Colin, 1968.

Ferry-Danini, J. (2020) La médecine narrative face à l'impossible singularité des récits.

Fournout O., Beaudouin V. (2017) L'art pour la pédagogie : mise en théâtre de la controverse sur le mariage pour tous, Communication, *Questions de Pédagogie dans l'Enseignement Supérieur*, Juin 2017, Grenoble, France.

Frank, A.W. (1997) Enacting Illness Stories: When, What, and Why. In Lindemann, Hilde (eds). *Stories and Their Limits: Narrative Approaches to Bioethics*. New York: Routledge, 31-49.

Fraser, N. (2011) *Qu'est-ce que la justice sociale ? Reconnaissance et redistribution*, La Découverte, coll. « La Découverte/Poche », 178 p.

Gardien, È. (2019) Les savoirs expérientiels : entre objectivité des faits, subjectivité de l'expérience et pertinence validée par les pairs, *Vie sociale*, 1(1-2), 95-112. https://doi.org/10.3917/vsoc.191.0095

Goupy, F., Le Jeune, C., (2016) La médecine narrative : Une révolution pédagogique ?, Paris : Editions Med Line, 262.

Hunter, K. M., (1991) *Doctors' Stories: The Narrative Structure of Medical Knowledge*. Princeton: Princeton University Press.

Lato Sensu, *Revue de la Société de philosophie des sciences, Société de philosophie des sciences*, 7 (2), 1-6.

Raichvarg, D. (1993) Science et spectacle - Figures d'une rencontre, Z'editions, 367 p.

Ricœur, P. (1985) *Temps et récit III - Le temps raconté,* Paris, Seuil.

Rimmon-Kenan, S. (2002) The Story of "I": Illness and Narrative Identity. *Narrative*, 10 (1), 9-27.

Rimmon-Kenan, S. (2006) What Can Narrative Theory Learn from Illness Narratives? *Literature and Medicine*, 25 (2), 241-254.

Schaeffer, J.-M. (2015) *L'Expérience esthétique*, Paris, Gallimard.

Vannatta, S., Vannatta, J. (2013) Functional Realism: A Defense of Narrative Medicine. *The Journal of Medicine and Philosophy: A Forum for Bioethics and Philosophy of Medicine*, 38 (1), 32-49.

Table des matières

Structures éditoriales du groupe L'Harmattan

L'Harmattan Italie
Via degli Artisti, 15
10124 Torino
harmattan.italia@gmail.com

L'Harmattan Hongrie
Kossuth l. u. 14-16.
1053 Budapest
harmattan@harmattan.hu

L'Harmattan Sénégal
10 VDN SICAP AMITIE 3
BP 45034 Dakar-Fann
direction@senharmattan.com

L'Harmattan Cameroun
Tsinga/Derrière polyclinique FECAFOOT
BP 11486 Yaoundé
Jacques.koukam@harmattan.fr

L'Harmattan Burkina Faso
Villa 281, secteur 23 623, rue 14.32
Ouagadougou
zagbie@outlook.fr

L'Harmattan Guinée
Almamya, rue KA 028 OKB Agency
BP 3470 Conakry
harmattanguinee@yahoo.fr

L'Harmattan RDC
185, avenue Nyangwe
Commune de Lingwala – Kinshasa
matangilamusadila@yahoo.fr

L'Harmattan Congo
219, avenue Nelson Mandela
BP 2874 Brazzaville
deunovmikhael@gmail.com

L'Harmattan Mali
Immeuble Mgr Jean Marie Cissé
Aci Hamadallaye
BP 145 Bamako
syllaka@yahoo.fr

L'Harmattan Togo
Djidjole – Maison Amela
face EPP BATOME
02 BP 20680 Lomé
didieramela11@gmail.com

L'Harmattan Côte d'Ivoire
Résidence Karl – Cité des Arts
Abidjan-Cocody
03 BP 1588 Abidjan
harmattan.ivoire@gmail.com

L'Harmattan Bénin
Rue 604, (Immeuble à l'entrée
de la rue UCAO- Cite de Saint-Jean)
Cotonou
stepcorpus@gmail.com

Nos librairies en France

Librairie internationale
16, rue des Écoles
75005 Paris
librairie.internationale@harmattan.fr
01 40 46 79 11
www.librairieharmattan.com

Librairie des savoirs
21, rue des Écoles
75005 Paris
librairie.sh@harmattan.fr
01 46 34 13 71
www.librairieharmattansh.com

www.ingramcontent.com/pod-product-compliance
Lightning Source LLC
LaVergne TN
LVHW080938071026
849535LV00013B/4246